KARLJOSEF FRANZ und KARL-JUSTUS HANSEN
Aufklärungspflicht aus ärztlicher und juristischer Sicht

Karljosef Franz
Karl-Justus Hansen

Aufklärungspflicht aus ärztlicher und juristischer Sicht

Hans Marseille Verlag GmbH München

Dr. iur. KARLJOSEF FRANZ
Otto-Lederer-Weg 57
8000 München 82

Dr. med. KARL-JUSTUS HANSEN
Pferdemarkt 7
2400 Lübeck 1

Einzeln nicht erhältlich

© 1993 by Hans Marseille Verlag GmbH, München 22
Druck und Bindung: Mayr Miesbach, Druckerei und Verlag GmbH

Inhalt

Geleitwort   9

Probleme der Aufklärungspflicht aus ärztlicher Sicht – K.-J. Hansen   11

Die Aufklärungspflicht des Arztes gegenüber seinem Patienten – K. Franz   23

1. Einleitung   23

2. Arten der Aufklärungspflicht des Arztes   24

  2.1. Diagnoseaufklärung   24

  2.2. Therapeutische Aufklärung   24

  2.3. Eingriffsaufklärung oder Risikoaufklärung   25

  2.4. Aufklärung über Behandlungsfehler   25

3. Die Eingriffsaufklärung im allgemeinen 27

3.1. Grundlagen 27

3.2. Die Einwilligung des Patienten 28

3.3. Ansätze der rechtlichen Beurteilung 30

3.4. Zurechenbarkeit der Einwilligung 30

3.5. Verweigerung der Einwilligung 31

4. Art und Umfang der Eingriffsaufklärung 32

4.1. Allgemeines 32

4.2. Generelle Rechtsgrundsätze über Art und Umfang der Eingriffsaufklärung 33

    Grundlegender Ansatz der Rechtsprechung 33
    Weiterführende Rechtsprechung 34
    Rechtfertigung jedes Eingriffsrisikos 36
    Verschiedene Behandlungsmöglichkeiten 37
    Abweichen von hergebrachter Operationsmethode 38
    Maßgeblich: Umstände im einzelnen 39
    Folgeschäden 39
    Maßgebend: Verständnis des Patienten 39
    Anwendung von Arzneimitteln 40

4.3. Einzelfragen zur Eingriffsaufklärung 42

    Infauste Diagnose, Krebsdiagnose 42
    Ohne Einwilligung: Notfälle 42
    Verzicht auf Aufklärung, Absehen von Aufklärung 43
    Benefit-risk-Abwägung, Gefahrabwendung 43
    Strahlentherapie 44
    Anästhesie 44

Aufklärungspflichtig aller Eventualitäten   45
Abweichen vom Operationsplan   45
Eingriff zur Diagnosestellung   47
Schönheitsoperationen   47
Allgemeines Risiko: fehlerhafte Behandlung   48
Arzt in Ausbildung   48
Heilpraktiker   48
Arbeitsteilung, Aufklärung durch anderen Arzt   49
Zeitpunkt der Aufklärung   50
Kosten der Behandlung und von Alternativen   52
Fremdsprachiger Patient   52
Richtlinien, Formulare, Merkblätter   53
Auffangtatbestand Aufklärungspflicht   54
Kasuistik   55

4.4. Die Beweissituation im Prozeß   56

4.5. Verjährung von Schadensersatzansprüchen gegen den Arzt   59

Vertragliche Ansprüche   59
Deliktische Ansprüche   60

5. Diagnose- und therapeutische Aufklärung   60

6. Verfassungsrechtliche Beurteilung   62

Abkürzungsverzeichnis   63

Geleitwort

Das Leben des Menschen ist im Laufe des 20. Jahrhunderts immer differenzierter und damit auch komplizierter geworden. Diese Entwicklung zeigt sich besonders in der Beziehung der Menschen zu- und untereinander, die auch als spezielle Form im Verhältnis des Arztes zu seinem Patienten bzw. des Patienten zu seinem Arzt zu erkennen ist.

Der früher als selbstverständlich betrachtete Expertenstatus des Arztes gegenüber dem Hilfe suchenden Patienten hat sich in eine gleichgewichtige Bindung zweier Menschen zueinander verwandelt, die sich im Dialog über Diagnostik, Diagnose und Therapie niederschlägt.

Einen Schwerpunkt dieses Dialoges bildet die ärztliche Aufklärungspflicht. Noch vielfach vorhandene Unsicherheit, wohlverstandene oder mißverstandene Rücksicht auf die wirklichen oder vermeintlichen Bedürfnisse des Patienten, seine geistige Aufnahmefähigkeit und psychische Belastbarkeit oder die Unkenntnis juristischer Grundlagen und Konsequenzen machen es notwendig, möglichst alle Facetten dieses Themas aus der Erfahrung eines jahrzehntelang in Klinik und Praxis tätig gewesenen Arztes und eines ebenso erfahrenen Juristen darzustellen.

Wir hoffen, daß unsere Leser diese Lektüre als anregend und hilfreich aufnehmen werden.

HUBERT FEIEREIS, Lübeck

REINHARD SALLER, Frankfurt am Main

Probleme der Aufklärungspflicht aus ärztlicher Sicht

Karl-Justus Hansen, Lübeck

Die sittlich gebotene Aufklärungspflicht des Arztes mit ihren praktischen Forderungen, ihren rechtlichen Grundlagen und ihrer weiteren Entwicklung beeinflußt nachhaltig das Arzt-Patienten-Verhältnis und den medizinischen Alltag. Das Arzt-Patienten-Verhältnis ist die schwer zugängliche, innerste Gruppierung im vielschichtigen Gefüge des Gesundheitswesens. In diesem, von großer individueller Vielfalt geprägtem und empfindlichen Bereich setzt die Jurisprudenz unter Zugrundelegung der ihr vorgelegten streitigen Einzelfälle die Maßstäbe für die Aufklärungspflicht, vor allem für die aktive, sowohl der naturwissenschaftlichen Denk- und Arbeitsweise als auch dem Wohl des Patienten verpflichteten Medizin (10). Das geisteswissenschaftlich orientierte Recht sucht nach den Normenordnungen für die Gesellschaft (13).

Es fehlt nicht an hervorragenden und detaillierten Darstellungen des Arztrechtes und der ärztlichen Aufklärungspflicht (10, 11) mit bis ins einzelne gehenden Handlungsanweisungen, die – für die Betroffenen nicht immer vorhersehbar – durch die richterliche Spruchpraxis ständig weiterentwickelt werden. Im Folgenden soll versucht werden, einigen begründenden Gedankengängen sowohl in der juristischen als auch in der medizinischen Denkweise zu folgen, um zu einem besseren gegenseitigen Verstehen der beiden so verschiedenen Denkkollektive (im Sinne von Ludwik Fleck [8]) beizutragen.

Die »Handlungswissenschaft Medizin« bedarf zu ihrer Legitimierung in der Gesellschaft und zu ihrer vom Vertrauen der Patienten getragenen Akzeptanz eines überzeitlich gültigen ethischen Kodexes. Das Verhältnis zwischem ausgebildetem Arzt und hilfsbedürftigem Patienten ist hinsichtlich der Autonomie, des Informationsflusses, verpflichtender sittlicher Normen und ökonomischer Verhältnisse asymmetrisch. Dies dürfe, wie v. ENGELHARDT hervorhebt, aber nicht die grundsätzliche Identität und Symmetrie zwischen Arzt und Patient als Menschen verdecken. In der Behandlung werde dem Arzt ein Teil der (ohnehin durch Krankheit geschrumpften) Autonomie des Patienten übertragen, seine Behandlung müsse auch in einer Rückgabe dieser Autonomie an den Patienten bestehen (7). »Mitarbeiter Gottes an der Gesundheit des Menschen zu sein« ist die überlieferte christliche Auffasssung ärztlicher Pflichten. CHARLES FRIED sagt kurz: ...der Arzt muß sich selbst als der Diener sehen, nicht des abstrakten Lebens, aber des Lebensplanes seines Patienten (5). Andere sehen den Arzt als fördernden Helfer , als minister naturae (11).

Für das Recht steht eben das Recht im Mittelunkt mit seinen Fragen nach Geltung (Recht und Sittlichkeit), nach Gerechtigkeit, Rechtssicherheit, Freiheit und Gemeinschaft. Die Geschichte hat gezeigt, daß die Begründung ethischer Normen vor unlösbare Probleme stellt. Das Recht setzt daher für die Welt, in der wir leben, seine zeitgemäßen Normenordnungen: diese können die Moral gestalten und auf dem Weg über das Gewissen wirken.

Gültige Normen können im »objektiven Geist« (etwa dem innerhalb eines Volkes wirkenden Zeitgeist) sich entfalten und unterliegen wie er selbst dem Wandel und der Vergänglichkeit im Ablauf der Zeit.

Normen können als »garantiertes Recht« eingesetzt werden und mit der Staatsmacht in einem normierten Erzwingungs-Verfahren auch durchgesetzt werden (13).

Einfachheit ist das Merkmal exakten Denkens, auch wenn einfache Gedanken es oft schwerer haben, Verständnis zu finden als verwickelte oder verworrene (9). Die Jurisprudenz hat eindrucksvolle Gedankengebäude errichtet, um unter der Vielzahl menschlicher Verhaltensmöglichkeiten eine ordnende, normative und verbindliche Auswahl zu treffen, die ihrerseits den sich wandelnden gesellschaftlichen Bedingungen angepaßt werden muß.

Die Medizin hat sich seit der Renaissance zunehmend naturwissenschaftlich orientiert und ist auf der Suche nach wissenschaftlichen Erklärungen der Bedingungen des Lebens, besonders des menschlichen Lebens in Gesundheit und Krankheit, bis in den molekularen Bereich vorgedrungen. Naturwissenschaftliche Forschung und Entwicklung wirksamer therapeutischer Möglichkeiten haben die Medizin kenntnisreicher, verzweigter, aber auch weniger übersichtlich und zugleich weniger handlungsfähig gemacht.

Geisteswissenschaftliche Jurisprudenz und naturwissenschaftliche Medizin haben ihre eigenen Denkstile und Denkkollektive gebildet. (vgl. 8). Beide Fakultäten sind aufeinander angewiesen, an der vorurteilslosen und angstfreien Verständigung hapert es jedoch.

Weder die Geisteswissenschaften noch die Naturwissenschaften können den Menschen vollständig beschreiben: das Ganze ist wieder einmal mehr als die Summe seiner Teile. In »Der Abschied von den Geisteswissenschaften in der neu-zeitlichen Medizin« untersucht D. V. ENGELHARDT diese Entwicklung. Der Autor folgert, daß in der Medizin – in Rückbesinnung auf die Geschichte – Anstrengungen unternommen werden müßten, um geisteswissenschaftliche Denkweisen und Methoden kennenzulernen. Nur so könne die Medizin angesichts der Komplexität menschlicher Existenz ihrem Ziel näher kommen, dem kranken Menschen umfassend zu helfen (7).

Das Arzt-Patienten-Verhältnis ist grundlegend für das Gesundheitswesen. Die äußeren Pressionen auf dieses Innenverhältnis wurden vielfach beschrieben. Vom ersten Wort oder der ersten Handlung an wirkt in dieses Innenverhältnis das Recht mit seinen Normenordnungen und damit legitimierten Forderungen hinein. Eingehende Kenntnis dieser rechtlichen Forderungen schafft für Arzt und Patient notwendige Freiräume für die Gestaltung dieses Innenverhältnisses. Im Rechtsstreit zwischen Patient und Arzt tritt, verpflichtet dem Recht, der Richter in seine Funktion und fühlt sich hinsichtlich der Patientenaufklärung besonders dem Selbstbestimmungsrecht und der Freiheit des Patienten verpflichtet.

B.-R. KERN und A. LAUFS stellen unmißverständlich fest (10): »Die Pflicht zur Aufklärung des Patienten gehört seit Jahren zu den

Hauptthemen des Arztrechtes.... Anders als bei den Sorgfaltspflichten setzte bei der Aufklärung nicht die ärztliche Wissenschaft, sondern die Jurisprudenz die Maßstäbe. Die richterliche Spruchpraxis schuf die Aufklärungsstandards und bildete sie fort... Das Bemühen um ausgewogene Anforderungen findet seinen Niederschlag in den leitenden Erkenntnissen des Bundesgerichtshofes.«

Die Ärzte unserer Tage finden einen berufsbezogenen Pflichtenkatalog, – einschließlich ethischer Verpflichtungen – in der Berufsordnung der Ärztekammer, der sie als Pflichtmitglieder angehören. Mit dem Status einer Satzung ist sie eine von der Ärztekammer als einer Person öffentlichen Rechts erlassene Vorschrift mit Gesetzeskraft.

Angesichts der jahrzehntelangen und leidenschaftlich umstrittenen Entwicklungen in der Aufklärungspflicht wunderten sich die Juristen noch 1983 darüber, daß es keinen Hinweis darauf in der ärztlichen Berufsordnung gab. Unter der Ziffer 1a wurde sie dann mit zwei knappen Sätzen in die Berufsordnung z. B. der Ärztekammer Schleswig-Holstein am 21. 6. 89 eingefügt. Am 9. 3. 1990 beschloß die Bundesärztekammer Empfehlungen zur Patientenaufklärung, die nicht Bestandteil der Berufsordnung sondern der »Rechtsrahmen der Aufklärungspflicht auf dem Hintergrund der Rechtssprechung des Bundesgerichtshofes« sein sollen (3). Sie ähneln den Grundregeln zur Aufklärungspflicht bei KERN und LAUFS (10).

Der Bundesgerichtshof setzt mit seinen Urteilen und ihren Begründungen erforderlichenfalls jeweils neue Maßstäbe für die Aufklärungspflicht. Diese Urteile und ihre Begründungen werden in der Rechtswissenschaft untersucht, kommentiert und zustimmend oder auch ablehnend mit Auswirkung auf die Rechtssprechung beurteilt. Es bildet sich so eine »herrschende« aber auch zeitgebundene Rechtsauffassung, ein Richterrecht, vergleichbar dem angelsächsischen »Case-law«, eine Rechtsschöpfung also durch die Gerichte.

R. ZIPPELIUS (13) stützt in Fragen der Rechtsfindung und Rechtsfortbildung ebenfalls das Fallrecht: »Der Vorschlag, ein probierendes, experimentierendes Denken auch auf die Fragen des Rechts anzuwenden, mag vielleicht ungewöhnlich erscheinen. In Wahrheit ist aber diese Rechtsfortbildung, zumal in den Bereichen des Fallrechts, bewußt oder unbewußt schon längst diesen Weg gegangen.«

Darf der Mediziner daraus den Schluß ziehen, daß es sich bei der Rechtsfindung zur Aufklärungspflicht um ein probierendes, experimentierendes Denken handelt?

PAUL BOKELMANN erwähnte 1961 (2) in einem Vortrag vor Chirurgen die (in diesem Gremium ungewöhnliche) »Empörung« der Richter des Reichsgerichtes 1894 (RGSt 25/375, 1894) angesichts eines vom Arzt angemaßten Rechtes auf Verfügung über einen Patienten anläßlich einer gegen den ausdrücklichen Willen des Vaters an einem Kinde vorgenommenen – an sich indizierten und geglückten – Operation.

Mit dem damaligen Urteil begann die Judikatur der Gerichte, nach der ein ärztlicher Eingriff den Tatbestand einer Körperverletzung erfüllt. Ihr folgen die Gerichte bis zum heutigen Tage, denn in der Praxis des Zivil- und Strafrechtes sehen sie angesichts der fortbestehenden Unsicherheiten rechtswirksamer Patientenaufklärung keine andere Möglichkeit, nach sonst geltendem Recht gegen eine »eigenmächtige Heilbehandlung« einzuschreiten. Diese stellt ein intensiv, aber ergebnislos untersuchtes Problem des Rechts dar.

In Urteilen und ihren Kommentaren der Juristen zur »eigenmächtigen Heilbehandlung« können die Ärzte kritische Argumente nachlesen wie: »Abwehr von Hybris und Willkürherrschaft in der Medizin« oder »Die Technik in der Hand des Arztes wird zum Herrn über Leben und Tod« und »Der Mensch – eben noch eine einmalige Persönlichkeit – kann zum Objekt, zur Materie zu irgendeinem Teil im großen Rahmen der wissenschaftlichen Laboratorien werden«. Andererseits werden die Ärzte vom Juristen ermahnt: »Naturwissenschaft und Nächstenliebe leiten den berufenen Arzt. Der Arzt darf sich freilich nicht die Rolle des Seelsorgers anmaßen« (vgl. 10).

Der krank gewordenen Mensch erlebt in der zumeist schicksalhaften Erkrankung eine schmerzliche Einschränkung seiner Freiheitsgrade.

Sucht er als Helfer in der Not einen Arzt auf, werden Arzt und Patient in juristischer Terminologie »Rechtsgenossen«. Der Arzt schuldet dem Patienten Rat und Hilfe und eben auch die Aufklärung, um den Konsens über die Behandlung herbeizuführen. Für diese Einwilligung verwendet das angloamerikanische Schrifttum den Begriff des »informed consent« (vgl. 5). Jedoch, um angesichts der Vielfalt des individuellen Krankseins (4) das dem Patienten und seiner Krankheit angemessene Behandlungskonzept zu finden, bedarf es, analog zum »informed consent« des Patienten, auch eines »moral, free and well informed doctor« (7) und auch dessen schöpferischer Vernunft.

Orientiert sich die Rechtssetzung an den beklagenswerten Ausnahmen ärztlichen Verhaltens für ihre allgemein verbindlichen, jedoch immer enger gesetzten Maßstäbe in der Aufklärungspflicht, wird das Autonome und das Sittliche ärztlichen Handelns verengt auf das rechtlich Erforderliche und das Zulässige in der Aufklärungspflicht. Nun beklagt die Judikatur die »defensive Dokumentationspraxis« der Ärzteschaft. Eine den Wünschen der Patienten, den Forderungen des Rechtes und den Erfordernissen der Medizin in gleicher Weise gerecht werdende Lösung ist bisher nicht zu sehen.

Die per definitionem im Heileingriff liegende Körperverletzung wird nur durch die rechtswirksame Einwilligung des Patienten gerechtfertigt und damit straffrei. Voraussetzung für eine rechtswirksame Einwilligung ist die vollständige und irrtumsfreie Aufklärung des Patienten über den geplanten Eingriff. Er ist über entferntere und seltenere Risiken aufzuklären, besonders dann, wenn sie bei ihrer Verwirklichung seine eigene Lebensführung empfindlich treffen würden. Bestehen andere, erfolgversprechende Möglichkeiten mit etwa geringeren Risiken, sollen sie ebenso erörtert werden wie die geeignetere Qualifikation anderer Ärzte oder Krankenhäuser. Schwere der Erkrankung und Risiken des geplanten Eingriffs sollen gleichgewichtig sein. Der Arzt soll den Patienten einerseits nicht überreden, andererseits bei lebenswichtiger Indikation und ablehnender Haltung des Patienten es nicht an eindringlicher Aufklärung fehlen lassen, um den Kranken von einer sein Leben bedrohenden Fehlentscheidung abzubringen.

Insgesamt sieht es die Rechtsprechung so: Der Patient soll ein umfassendes Bild über die Art und die Notwendigkeit des Eingriffes gewinnen und so in die Lage versetzt werden, in freier Selbstbestimmung eine echte Wahl – so sie vorhanden ist – zwischen mehreren erkannten Möglichkeiten zu treffen oder auch auf eine Behandlung zu verzichten. Diese Ansprüche an die Aufklärung sind durch Gerichtsurteile geltendes Recht geworden.

Die Einwilligung des Patienten, deren »der Arzt habhaft werden muß, will er den Eingriff durchführen« (so ENGISCH [6]), bildet nur die Voraussetzung für die Rechtmäßigkeit, die Befugnis zum Eingriff muß ihren Grund in der medizinischen Notwenigkeit und im Heilzweck haben und das Gebot des »Nicht schaden« (nihil nocere) beachten. Die Einwilligung des Kranken ist die Rechtfertigungsschranke, den Rechtfertigungsgrund bildet die medizinische Indikation. So wäre beim Schwangerschaftsabbruch die Einwilligung der Schwangeren die Rechtfertigungsschranke, aber seine eigentliche Rechtfertigung erführe der Eingriff erst mit der notwendigen medizinischen Indikation.

Rasch zunehmende Bedeutung erfuhr die Aufklärungspflicht in der Entwicklung medizinischer Schadensprozesse. Beim Kunstfehlerprozeß muß der klagende Patient dem Gericht den schuldhaft verursachten Behandlungsfehler des Arztes und dessen Ursächlichkeit für den geltend gemachten Schaden beweisen. Das ist schwierig, weil Beginn, Verlauf und Ausgang einer Erkrankung vielen, oft unvorhersehbaren und individuellen Einflüssen unterliegen.

Stützt der klagende Patient jedoch seine Klage auf die Behauptung, sein Einverständnis zum Eingriff beruhe auf unzureichender Aufklärung und sei daher nichtig, wird die B e w e i s l a s t auf den beklagten Arzt v e r l a g e r t, der nunmehr beweisen muß, daß er es nicht an hinreichender, irrtumsfreier und damit rechtswirksamer Aufklärung habe fehlen lassen. Gelingt dem Arzt dies nicht, bleibt dem Gericht nur der Spruch »die Sache ist nicht klar« (non liquet). Damit verliert er als beweispflichtiger Arzt den Prozeß. Der Einwilligung des Patienten fehlt nunmehr die Rechtswirksamkeit, der medizinische Eingriff wird, dem Messerstich des Raufboldes gleich, zur Körperverletzung und somit für Schadenersatzforderungen offen.

Die verletzte Aufklärungspflicht wurde alsbald zum bevorzugten »Auffangtatbestand« und Angelpunkt in medizinischen Schadensersatzprozessen. Diese forensische Praxis veränderte das ärztliche Verhalten. Die Aufklärungspflicht wurde stärker beachtet, zugleich aber wurden die ethisch motivierten Intentionen ärztlicher Patientenaufklärung abgewandelt in eine forensisch orientierte, defensive Formular- und Dokumentationspraxis einer pflichtgemäßen, rechtlich abgesicherten Aufklärung.

Die Aufklärung über die Diagnose, mit ihrem möglichen Einfluß auf die weitere Lebensgestaltung, sollte den Patienten zuerst darüber unterrichten, daß er krank ist und ihm sein Leiden benennen. Sie wird auf Verlangen des Patienten ebenso vollständig sein müssen wie vor risikoreichen und eingreifenden Behandlungen mit nicht genau vorhersehbaren Behandlungsfolgen. Auch der Patient mit einem ansteckenden Leiden, das besondere, auch soziale Verhaltensveränderungen erfordert, muß vollständig aufgeklärt werden. Oft aber ist der Umfang der Aufklärung über die Diagnose abhängig vom geistig-seelischen Zustand des Patienten. Über den Wahrscheinlichkeitsgrad seiner Diagnose muß sich der Arzt mit Zurückhaltung Rechenschaft ablegen, eingedenk dessen, was eine nicht zutreffende Diagnose an Schäden anrichten kann.

Selbstverständlich muß über die sicheren Folgen eines Eingriffs aufgeklärt werden, nicht zu verwechseln mit dem Eingriffsrisiko. Die Aufklärung über die mit so vielen Unsicherheiten belastete Prognose liegt weitgehend in der Verantwortung des durch Vorsicht und sein Gewissen geleiteten Arztes; des Gewissens als zentraler Instanz der sittlichen Praxis, das aber nicht als oberste Instanz sittlicher Begründung gilt (7).

Kommt es zum Dissens zwischen Arzt und Patient, nimmt sich die Rechtsprechung des zumeist in der schwächeren Position im asymmetrischen Arzt-Patienten-Verhältnis befindlichen Patienten vor »ärztlicher Eigenmacht und Hybris« an. Orientiert sich das ärztliche

Handeln am moralisch »Guten«, an dem also »was sein sollte«, gehorcht der Arzt also seinem verantwortungsbewußten Gewissen, so muß er dessen eingedenk bleiben, daß sein sittlich motiviertes Handeln nicht immer übereinstimmt mit den Normen des »garantierten Rechtes«, das strafbewehrt durchsetzbar, nicht unbedingt gerecht sein kann oder muß (13). Gelangen Recht und Sittlichkeit des Arztes in Widerspruch zueinander, verlangt das Recht grundsätzlich Rechtsgehorsam. Es verspricht jedoch, die beachtete Sittlichkeit durch Milderung der Rechtsfolgen zu berücksichtigen.

Der rechtswirksam und irrtumsfrei aufgeklärte Patient sollte genügend Zeit haben, günstigenfalls mehrere Tage, um sich frei entscheiden zu können. Die Judikatur erwartet vom »gewissenhaften Arzt« bei wenig dringender Indikation und fehlendem Zeitdruck die sorgfältigste Aufklärung. Mit wachsender Dramatik des Krankheitsgeschehens und zunehmendem Zeitdruck vermindert sich das Ausmaß der möglichen Aufklärung bis hin zur sofort erforderlichen Maßnahme, die für beides keinen Raum mehr läßt, ebenso beim bewußtlosen Patienten, für den aus Dringlichkeit und Zeitnot kein Pfleger mehr bestellt werden kann. Hier darf der behandelnde Arzt das voraussetzen, was nach der Auffassung des Rechtes »verständigerweise als der Wille eines vernünftigen Menschen unter den gegebenen Umständen gelten kann«.

Unumkehrbarer Zeitablauf, oft genug Zeitdruck, beeinflußt den Handlungsablauf im Krankheitsgeschehen und damit auch die Kommunikationsdichte zwischen Arzt und Patient. Der Arzt muß im vorhinein – ex ante – das »Krankheitsangebot« des Patienten, dessen Gesamtlage, Diagnose , Prognose und Therapie samt Folgen – und das nicht selten sogleich – bedenken. Die Variabilität von »Individuum und Krankheit« (4) belastet Krankheitsverläufe mit erheblicher Ungewißheit.

Andererseits muß sich der Arzt mangels ihm präziser und verständlicher Vorgaben durch das Recht in seiner Entscheidungsverantwortung ohne angemessene Rechtssicherheit fühlen (12), zumal das ihn betreffende Recht als Richterrecht nicht vorhersehbarer Weiterentwicklung unterliegt. Bei Dissens tritt dann das Recht nachträglich, also »ex post« urteilend in den Streit zwischen Arzt und Patient ein. Kranksein verändert das Fühlen und Denken des Kranken, und das Verhältnis zwischen Arzt und Patient ist gewiß ein wesentlich anderes als zwischen Kläger, Beklagtem und Richter.

Das einvernehmliche Arzt-Patienten-Verhältnis, das auch in der Krankheitssituation der Menschwürde eingedenk bleibt, führt kaum zum Dissens. Hat der informierte Patient zugestimmt, so kann, selbst bei unerwartetem späteren Dissens, der Arzt seine Maßnahmen mit Aussicht auf juristische Akzeptanz treffen, wenn er die Regeln ethischer Rechtfertigung im allgemeinen und die seines Berufes im besonderen befolgt.

Er sollte stets strenge Maßstäbe an seine Indikationen zu diagnostischen und therapeutischen Eingriffen legen: je invasiver der Eingriff, desto bedachtsamer sollte die Indikation gestellt werden. Es muß eine wirkliche Krankheit vorliegen, die vorgeschlagenen diagnostischen und therapeutischen Maßnahmen müssen der vermuteten Krankheit angemessen sein und dürfen das jeweils vertretbare Risiko nicht überschreiten.

Im Verlaufe der Behandlung muß der Arzt beständig Diagnose und erwarteten Therapieverlauf kontrollieren. Der Arzt sollte – auf sich allein gestellt – ohne Not nur das tun, was er auch wirklich beherrscht, und dann dieses sorgfältig ausführen, Unwirksames und Unnötiges nicht an Stelle erforderlicher Maßnahmen treten lassen und sachfremdes Begehren nicht beachten.

Bei Befolgung solcher einfacher Regeln – das lehrt das Studium richterlicher Entscheidungen – lassen sich die Mehrzahl juristischer Auseinandersetzungen zwischen Patienten und Ärzten zumindest auf diesem Gebiet vermeiden.

Am Ende des nur kurzen Ganges im Grenzgebiet zweier Wissenschaften sei an die ehrwürdige ethische Maxime erinnert, mit der die Begründer des psychiatrischen Krankenhauses in Lübeck (jetzt Medizinische Universität zu Lübeck) am Eingang zu Anfang dieses Jahrhunderts paternalistisch mahnen:

Salus aegroti suprema lex.
Das Wohl des Kranken ist das oberste Gesetz.

Das Primat der Freiheit der Persönlichkeit und das Selbstbestimmungsrecht haben diese Worte dann zur anscheinend zeitgemäßen Maxime abgewandelt:

Voluntas aegroti suprema lex.
Der Wille des Kranken ist das oberste Gesetz.

Gesundheitsmaximierung und vorbehaltlose Achtung der Freiheit und Selbstbestimmung der Persönlichkeit sind offenbar nicht miteinander vereinbar (1). Folgendes wird von juristischer Seite abgelehnt (10):

Salus aut voluntas aegroti suprema lex.
Der Wille oder das Wohl des Kranken sind das oberste Gesetz.

Wir kommen wohl den Erfordernissen unserer Zeit mit der abgewandelten Maxime am nächsten:

Et salus et voluntas aegroti suprema lex.
Sowohl das Wohl als auch der Wille des Kranken sind das oberste Gesetz.

Die Schweizerische Akademie der Medizinischen Wissenschaften schlägt vor, beim sterbenden, urteilsfähigen Patienten der imperativen Maxime zu folgen:

Voluntas aegroti suprema lex esto!
Es sei der Wille des Kranken das oberste Gesetz!

In der Aufklärung des Patienten wird eine von Ethik getragene Stufe erreicht mit »Beachtung der Autonomie und Würde des Patienten durch den Arzt, den Patienten selbst und die Gesellschaft; im Grunde muß deshalb von ›moral, legal and free informed consent‹ gesprochen werden« (7).

Literatur

1. ANSCHÜTZ, F.: Ärztliches Handeln. Grundlagen, Möglichkeiten, Grenzen, Widersprüche. Wissenschaftliche Buchgesellschaft, Darmstadt 1987.
2. BOKELMANN, P.: Rechtliche Grundlagen und rechtliche Grenzen der ärztlichen Aufklärungspflicht. Neue Juristische Wochenschrift **14**, 945 (1961).
3. BUNDESÄRZTEKAMMER: Empfehlungen zur Patientenaufklärung. Empfehlungen zu § 1a der Berufsordnung für die deutschen Ärzte. Dt. Ärztebl. **87**, A1279 (1990).
4. CURTIUS, F.: Individuum und Krankheit. Springer, Berlin 1959.
5. DWORKIN, G.: The theory and practice of autonomy. Cambridge University Press, Cambridge 1988.
6. ENGISCH, K. u. W. HALLERMANN: Die ärztliche Aufklärungspflicht aus rechtlicher und ärztlicher Sicht. Heymann, Hamburg 1970.
7. v. ENGELHARDT, D.: Der Abschied von der Geisteswissenschaft in der neuzeitlichen Medizin. In: RÖSSLER, D. u. H. D. WALLER (Hrsg.): Medizin zwischen Geisteswissenschaft und Naturwissenschaft. Attempto, Tübingen 1989.
7a. v. ENGELHARDT, D.: Zur Systematik und Geschichte der medizinischen Ethik. Focus MHL, **5**, 245 (1988).
8. FLECK, L.: Entstehung und Entwicklung einer wissenschaftlichen Tatsache. Einführung in die Lehre vom Denkstil und Denkkollektiv. Suhrkamp Taschenbuch Wissenschaft, Frankfurt 1980. Erstmals Benno Schwabe & Co., Basel 1935.
9. GRAMMEL, R.: Aus der Werkstatt des Denkens. Abhandlungen und Berichte des Deutschen Museums. Oldenburg, München 1951.
10. KERN, B.-R. u. A. LAUFS: Die ärztliche Aufklärungspflicht. Springer, Berlin-Heidelberg-New York 1983.
11. LAUFS, A.: Arztrecht. 4. Aufl. C. H. Beck, München 1988.
11a. LAUFS, A.: Entwicklung des Arztrechts 1987/88. Neue Juristische Wochenschrift 1495 (1988).
12. PRIBILLA, O.: Neuere Entwicklung des Arztrechtes in Deutschland. Schleswig-Holsteinisches Ärzteblatt **43**, 19 (1990).
13. ZIPPELIUS, R.: Das Wesen des Rechts. 4. Aufl. C. H. Beck, München 1978.

Die Aufklärungspflicht
des Arztes
gegenüber seinem Patienten

KARLJOSEF FRANZ, München

1. Einleitung

Bis vor 3–4 Jahrzehnten konnte ein Arzt seinen Beruf nach der Devise ausüben:

»*Auf eine klare Frage meines Patienten muß ich ihm eine klare Antwort geben – alles, was ich als Arzt sage, muß wahr sein, aber nicht alles, was wahr ist, muß ich dem Patienten sagen*«.

Dabei mußten nur die Grundsätze »salus aegroti suprema lex« und »nil nocere« beachtet weden.

Das ist heute nicht mehr so. Die salus aegroti, das Heil des Patienten, gilt nach wie vor als hohe Verpflichtung, die Sentenz wird jedoch heute umfassender – man kann nicht sagen anders – interpretiert: dem mündigen Bürger im politischen Bereich entspricht der mündige Patient im Beziehungsgefüge zwischen Arzt und Patient – oder ausgreifend: zwischen Medizin-Apparat und Mensch.

Damit ist schon angedeutet, daß diese Entwicklung nicht nur durch Veränderungen in unserer Gesellschaft und durch die Stärkung der subjektiven Rechte des einzelnen bedingt ist, sondern auch und besonders durch den medizin-technischen Fortschritt und das Hinzugewinnen vieler neuer technischer Möglichkeiten. Früher trat nur ein Arzt seinem Patienten gegenüber und dieser konnte, wenn er Vertrauen zu seinem Arzt gewonnen hatte, sich der Führung dieses Arztes, ohne viel zu fragen und ohne Vorbehalte anvertrauen.

Es überrascht nicht, daß der heutige Patient nicht in gleicher Weise »Vertrauen« zum Medizin-Apparat, zu einer Vielzahl von häufig wechselnden Personen und geheimnisvoll funktionierenden Geräten gewinnen kann. Um im unübersichtlich gewordenen Medizin-Betrieb sich nicht zu verlieren, erinnert sich der Patient an sein – bisher nicht so dringend benötigtes – Selbstbestimmungsrecht, das die Rechtsprechung ihm rasch bestätigt hat.

2. Arten der Aufklärungspflicht des Arztes

Man muß – von der Sache her – 3 Bereiche unterscheiden, in denen der Arzt gegenüber seinem Patienten mit Informationen und Hinweisen tätig werden muß:

2.1. Diagnoseaufklärung

Diese wird erbeten, wenn der Patient seinen Arzt nach der Diagnose fragt und deren Konsequenzen für eine persönliche Entschließung eine Rolle spielen, der Patient über seinen Gesundheitszustand und dessen Entwicklung näheres wissen will, etwa wegen beruflicher Möglichkeiten oder um ein Testament zu schreiben oder anderweit Vorsorge zu treffen.

2.2. Therapeutische Aufklärung

Sie wird von jedem Arzt täglich ungezählte Male praktiziert, er erteilt Ratschläge zur Abwehr von Gesundheitsgefahren oder zur Verbesserung des Gesundheitszustandes des Patienten: allgemeine Hinweise für die Lebensweise des Patienten, Vorschlag einer Diät, Abraten von Alkoholkonsum oder vom Rauchen, Hinweise zur Befolgung von ärztlichen Verordnungen, zur Anwendung von Arzneimitteln,

Hinweise auf Nebenwirkungen von Arzneimitteln (unerwünschte Begleitwirkungen), Rat, daß der Patient die Wirkungen eines verordneten Arzneimittels beobachten und unerwartete Wirkungen rasch dem Arzt mitteilen soll, Hinweis auf die Dringlichkeit der angeratenen Maßnahmen und allgemein Verlangen der nötigen Compliance des Patienten.

2.3. Eingriffsaufklärung oder Risikoaufklärung

Mit dieser soll sich mein Beitrag in erster Linie befassen. Im Sinne dieser Definition wird unter Eingriff nicht nur eine Operation, sondern auch eine Injektion sowie die Verordnung oder Anwendung eines Arzneimittels verstanden.

Zur Diagnoseaufklärung und zur therapeutischen Aufklärung sollen nur kurze Hinweise gegeben werden. Allerdings sind die wesentlichen Rechtssätze, die die Rechtsprechung zur Eingriffs- oder Risikoaufklärung entwickelt hat, auch für die therapeutische Aufklärung bedeutsam, denn bei der vom Arzt vorgeschlagenen Therapie wird oft auch ein Risiko sichtbar, das der Arzt kennt und von dem der Patient nichts oder nicht genügend weiß, über das also der Patient aufgeklärt werden muß.

Für alle 3 Arten der Aufklärungspflicht gilt einheitlich, daß sie als Nebenpflicht aus dem Arztvertrag (Behandlungsvertrag) folgt. Der Begriff N e b e n pflicht darf nicht täuschen, sie ist tatsächlich und rechtlich von großer Bedeutung und großer Tragweite für den Patienten und für den Arzt!

2.4. Aufklärung über Behandlungsfehler

Es stellt sich die Frage, ob ein Arzt seinen Patienten spontan unterrichten muß, wenn er von Anfang an weiß oder später erfährt, daß ihm ein – kleinerer oder schwerwiegender – Behandlungsfehler unterlaufen ist. Den Rechtsanwalt, den Steuerberater und den Architekten trifft eine Rechtspflicht, seinen Auftraggeber auf eigene Fehler hinzuweisen. Für den Arzt stellte sich diese Problematik früher überhaupt nicht, sie wird jedoch in den letzten Jahren in zunehmendem Maße kontrovers diskutiert.

Dieses interessante, aber vielschichtige Thema kann hier nicht im einzelnen erörtert werden. Es wird verwiesen auf eine Stimme in der Diskussion: JOCHEN TAUPITZ, Aufklärung über Behandlungsfehler: Rechtspflicht gegenüber dem Patienten oder ärztliche Ehrenpflicht?, NJW 1992, 713.

2 Punkte sollen aber kurz erwähnt werden:

1.
Wenn dem Arzt ein Behandlungsfehler – von ihm oder von einem anderen Arzt – bekannt ist, der Patient davon nichts weiß, jedoch wegen des Behandlungsfehlers einer (Korrektur-) Behandlung bedarf und ohne eine solche der Patient geschädigt oder gefährdet werden würde, dann trifft den Arzt aus einer Reihe von Gründen die Rechtspflicht, den Patieenten unverzüglich aufzuklären.

Möglicherweise kann der Arzt das geforderte Ziel, eine rasche Korrektur-Behandlung des Patienten zu veranlassen, auch dadurch erreichen, daß er den Kollegen, der den Patienten nunmehr betreut, unterrichtet, dieser die Korrektur-Behandlung veranlaßt und der betroffene Arzt sich davon überzeugt. Hierüber kann es kaum unterschiedliche Auffassungen geben.

2.
Eine darüber hinausgehende Offenbarungspflicht des Arztes ist nach der gegenwärtigen Rechtslage sicher problematisch, da ja nicht nur – durch die Haftpflichtversicherung weitgehend abgedeckte – zivilrechtliche Schadensersatzverpflichtungen in Rede stehen, sondern auch eine strafrechtliche Verantwortung wegen (fahrlässiger) Körperverletzung. Es ist ein verfassungsrechtlich garantierter Rechtsgrundsatz, daß niemand sich strafrechtlich selbst belasten muß. Eine weitergehende Offenbarungspflicht des Arztes kann nur dann in Frage kommen, wenn durch eine Ergänzung der Strafprozeßordnung dafür Vorsorge getroffen wird, daß im Interesse des geschädig-

ten Patienten der Strafanspruch des Staates zurücktritt, d. h. ein Ermittlungs- und Strafverfahren nicht durchgeführt werden darf, vielmehr zwingend eingestellt werden muß (Ausnahme: schwere Schuld des Arztes). Es wäre sicher geboten, diesen Punkt einmal abzuhandeln.

3. Die Eingriffsaufklärung im allgemeinen

3.1. Grundlagen

> *Der Verfasser ist sich im klaren darüber, daß die ordentliche Erfüllung der Aufklärungspflicht den Arzt vor erhebliche Schwierigkeiten stellt und daß deren rechtliche Anforderungen vom Arzt bei seiner Tätigkeit in Klinik und Praxis nur schwer erfüllt werden können. Gleichwohl ist es geboten, die Rechtslage so, wie sie sich nach Gesetz und Rechtsprechung ergibt, ohne Abstriche darzustellen.*

Eine Einwilligung des Patienten ist nicht nur erforderlich vor Operationen, auch vor Injektionen, vor Bestrahlungen und vor der Verabreichung eines Arzneimittels, kurzum: vor jeder medizinischen Behandlung.

Der Patient ist – ganz selbstverständlich – nicht nur Objekt der Behandlung, er soll vielmehr als Subjekt über Art und Weise der Behandlung mitentscheiden können, insbesondere darüber,

* ob er sich einem Eingriff unterziehen und dabei gewisse oder ganz bestimmte Risiken auf sich nehmen will,

* oder ob er eine weniger risikobehaftete Behandlungsalternative wählen

* oder ob er unbehandelt bleiben will (einen solchen entgegenstehenden Willen des Patienten muß der Arzt beachten, auch wenn er dem Arzt als nicht vernünftig erscheint).

Der Patient muß – auch wenn dies ein behandelnder Arzt nicht gerne hört – die Möglichkeit haben, die vom Arzt genannte Diagnose und den Therapievorschlag des Arztes durch einen anderen Arzt überprüfen zu lassen und sich auch entschließen können, einen erforderlichen und akzeptierten Eingriff in einer anderen Klinik durchführen zu lassen.

Aus diesem Grunde ist eine umfassende Aufklärung des Patienten durch den Arzt und eine ausreichende Einwilligung des Patienten erforderlich (»informed consent«).

Der Patient ist verständlicherweise oft überfordert, insbesondere je bedrohlicher das Krankheitsbild und je komplexer der Therapievorschlag ist. Der Kranke ist dann auf seinen Arzt angewiesen, dessen Aufgabe es ist, den Patienten intellektuell und psychologisch zu dem richtigen Entschluß zu führen. Der Patient erwartet von seinem Arzt nicht nur Information und Aufklärung, sondern auch – und insbesondere – Orientierung sowie Rat und Hilfe.

Man sieht: die Erfüllung der Aufklärungspflicht ist nicht nur eine (lästige) Pflichtübung, die der Arzt möglichst rasch hinter sich bringen soll, sondern ein recht komplexer Vorgang, ein Frage- und Antwortspiel zwischen Arzt und Patient, ein gemeinsames Bemühen von Arzt und Patient um den informed consent.

3.2. Die Einwilligung des Patienten

Jede medizinische Behandlung, nicht nur eine Operation oder eine Injektion, sondern auch die Verabreichung eines Arzneimittels ist eine Einwirkung auf den Körper des Patienten und stellt sich rechtlich – seit vielen Jahrzehnten – für den Verursacher, den Arzt tatbestandsmäßig als K ö r p e r v e r l e t z u n g dar (dies kann bei einer Neufassung des Strafgesetzbuches künftig einmal geändert werden, doch wann dies der Fall sein wird, ist nicht absehbar).

Weil dem so ist, braucht der Arzt, um strafrechtliche und zivilrechtliche Konsequenzen zu vermeiden, dazu die E i n w i l l i g u n g des

Patienten (bei Medikamenten ist dies häufig nicht problematisch, da ja das bewußte und gewollte Einnehmen der Medizin eine deutliche, wenn auch wohl stillschweigende Äußerung der Einwilligung ist).

Das Erfordernis der Einwilligung des Patienten ist in unserem Rechtssystem Ausdruck des Selbstbestimmungsrechts (Autonomie) des Patienten, denn ihm kommt letztlich die Freiheit zu, zu entscheiden, ob er sich behandeln lassen will oder nicht und welcher Behandlung er sich unterziehen will.

An der – formalen – Einwilligung wird es häufig auch bei Injektionen und Operationen nicht fehlen, der Arzt muß jedoch dafür sorgen, daß diese Einwilligung auch w i r k s a m ist. Dies ist nur dann der Fall, wenn der Patient ausreichend a u f g e k l ä r t ist (»informed consent«).

Mit anderen Worten: eine ausreichende Aufklärung ist Voraussetzung einer rechtswirksamen Einwilligung, diese ist wiederum Voraussetzung für die Rechtmäßigkeit der ärztlichen Behandlung bzw. des Eingriffs und gibt damit dem Arzt Schutz vor nachteiligen zivil- und strafrechtlichen Konsequenzen.

D r e h - u n d A n g e l p u n k t ist somit die rechtlich ausreichende A u f k l ä r u n g des Patienten, zweifellos ein wichtiges Gebiet für die verantwortungsbewußte Berufsausübung jedes Arztes!

Fehlt es an einer ausreichenden Aufklärung des Patienten, dann fehlt es an einer rechtlich wirksamen Einwilligung, selbst wenn der Patient im üblichen Sinne einverstanden und nicht erkennbar »dagegen« war. Die rechtliche Folge: der Eingriff und auch jede andere medizinische Behandlung ist rechtswidrig, selbst wenn sie medizinisch indiziert war und lege artis ausgeführt worden ist. Weitere Konsequenz für den Arzt: Haftung für den zwar kunstgerecht ausgeführten, aber im Ergebnis mißlungenen Eingriff.

Nach dem BGH-Urteil NJW 1991, 2346 machen Aufklärungsdefizite den ärztlichen Eingriff insgesamt rechtswidrig und führen deshalb bei einem Verschulden des Arztes grundsätzlich zu dessen Haftung für alle Schadensfolgen, und zwar deshalb, weil eine rechtlich ausreichende Einwilligung des Patienten fehlt und der Eingriff rechtlich als eigenmächtiges ärztliches Vorgehen angesehen werden muß (BGHZ 106, 391, 398 sowie BGH NJW 1991, 2346). Dabei ist es ohne rechtliche Bedeutung, ob sich ein aufklärungsbedürftiges Risiko verwirklicht oder ein nicht aufklärungsbedürftiges Risiko (BGH NJW 1991, 2346).

3.3. Ansätze der rechtlichen Beurteilung

Dafür gibt es keine spezielle gesetzliche Regelung, maßgeblich sind vielmehr eine Vielzahl von höchstrichterlichen Entscheidungen, deren Reihe vor 3–4 Jahrzehnten begonnen hat.

Grundlegend formuliert das Urteil BGH NJW 1956, 1106: »Eine wirksame Einwilligung des Patienten setzt voraus, daß dieser das Wesen, die Bedeutung und die Tragweite des ärztlichen Eingriffs in seinen Grundzügen erkannt hat.«

Weiter sind heranzuziehen die aus dem Jahr 1959 stammenden Urteile BGHZ 29, 46 und 29, 176 sowie BGH NJW 1963, 393 und BGHSt 11, 111, 114.

Zu den einschlägigen verfassungsrechtlichen Fragen siehe Nr. 6 (Seite 62).

3.4. Zurechenbarkeit der Einwilligung

Der Patient muß bei Entgegennahme der ärztlichen Aufklärung und bei Erteilung der Einwilligung willensfähig sein. Dies setzt nicht unbedingt Volljährigkeit oder bürgerlich-rechtliche Geschäftsfähigkeit oder (strafrechtliche) Zurechnungsfähigkeit voraus, wohl aber Verstandesreife, d. h. die Fähigkeit, die Tragweite des geplanten Eingriffs für Körper, Beruf, Lebensführung und Lebensglück zu erkennen und abzuschätzen.

Der Arzt sollte sich auch bei einem Minderjährigen kurz vor Eintritt der Volljährigkeit, d. h. kurz vor Vollendung des 18. Lebensjahres sich nicht darauf verlassen, daß die von dem Minderjährigen erteilte Einwilligung evtl. genügen könnte, sondern sich nach aller Möglichkeit um die Einwilligung der Eltern des Minderjährigen, bei einem nicht-ehelichen Kind um die Einwilligung der Mutter bemühen.

Verweigern die Eltern bzw. die Mutter die Einwilligung zu einem dringend gebotenen Eingriff, so müßte der Arzt sich um die Ersetzung der erforderlichen Einwilligung durch das Vormundschaftsgericht bemühen (§ 1666 BGB).

Ähnliches gilt bei einem bewußtlosen oder willenslosen erwachsenen Patienten; der Arzt muß in diesem Falle die Einwilligung des gesetzlichen Vertreters des Patienten (Betreuers) einholen, soweit ein solcher vom Gericht bestellt ist. In Notfällen, also bei Gefahr im Verzug, kann der Arzt behandeln und/oder einen Eingriff vornehmen, vgl. dazu bei Nr. 4.3. den Abschnitt »Ohne Einwilligung: Notfälle« (Seite 42).

3.5. Verweigerung der Einwilligung

Verweigert der willensfähige Patient nach umfassender Aufklärung über die Notwendigkeit eines Eingriffs die Einwilligung dazu, so muß der Arzt diese Manifestierung des Selbstbestimmungsrechts des Patienten respektieren.

Dies gilt auch, wenn der Arzt die Verweigerung der Einwilligung für (in höchstem Maße) unvernünftig hält. Der Arzt kann später vor Gericht nicht damit gehört werden, daß ein vernünftiger Patient eingewilligt hätte (denn es kommt grundsätzlich auf die persönliche Entscheidungssituation des einzelnen Patienten an).

Die Vornahme eines Eingriffs o h n e Einwilligung des Patienten oder unter Ü b e r s c h r e i t u n g der Einwilligung stellt sich strafrechtlich als Körperverletzung dar, entweder als vorsätzliche (§ 223 StGB) oder als lediglich fahrlässige Körperverletzung (§ 230 StGB).

Zur Situation der Abweichung vom gebilligten Operationsplan und der Überschreitung der Patienten-Einwilligung wird ergänzend auf die Darlegungen bei Nr. 4.3. »Aufklärungspflichtig alle Eventualitäten« (Seite 45) hingewiesen.

Es kommt also zivilrechtlich und strafrechtlich entscheidend darauf an, daß

1. eine bestimmte medizinische Maßnahme (ein bestimmter Eingriff) notwendig ist,

2. daß diese Maßnahme zu Heilzwecken vorgenommen werden soll,

3. daß beides dem Patienten durch eine ausreichende Aufklärung vermittelt wird und

4. daß der Patient auf der Grundlage dieses Wissens seine Einwilligung zu der konkret bestimmten Maßnahme erteilt hat und

5. dies soll noch hinzugefügt werden: daß letzteres in einem etwa erforderlich werdenden Verfahren ausreichend beweisbar ist.

4. Art und Umfang der Eingriffsaufklärung

4.1. Allgemeines

Eine gesetzliche Regel gibt es – wie betont – weder im Zivilrecht noch im Strafrecht, die Rechtslage wird vielmehr gekennzeichnet durch eine kaum noch überschaubare Kasuistik, d. h. eine große Anzahl von Gerichtsentscheidungen der letzten 3–4 Jahrzehnte .

Um etwas festen Boden zu gewinnen, kann jedoch verwiesen werden auf eine generelle Formulierung in dem Alternativ-Entwurf eines Strafgesetzbuches, Besonderer Teil, Straftaten gegen die Person, 1. Halbband, 1970, 11, 78: »Die Einwilligung ist nur wirksam, wenn der Einwilligende über Art, Tragweite und solche möglichen Folgen der Behandlung aufgeklärt worden ist, die für die Entscheidung eines verständigen Menschen ins Gewicht fallen können. Die Aufklärung kann unterbleiben, soweit sie die ernste Gefahr einer erheblichen Beeinträchtigung der Gesundheit oder des seelischen Zustandes begründen würde.«

Es handelt sich jedoch lediglich um einen Gesetzentwurf, nicht um eine bereits Gesetz gewordene Formulierung (wann eine gesetzliche Regelung erfolgen wird, ist nicht absehbar). Der zitierte Text ermöglicht jedoch eine allgemeine (Grob-) Orientierung.

Eines aber ist rechtlich eindeutig: die zivilrechtlich und strafrechtlich erforderliche Einwilligung des Patienten zur Vornahme des Eingriffs, allgemeiner: zur Durchführung der Behandlung ist nur dann wirksam, wenn der Patient vorher ausreichend aufgeklärt worden ist. Über die Notwendigkeit der Aufklärung gibt es keinen Streit, über Art und Umfang der Aufklärung und sonstige Einzelfragen zur Aufklärung des Patienten muß im folgenden die Rede sein.

4.2. Generelle Rechtsgrundsätze über Art und Umfang der Eingriffsaufklärung

Grundlegender Ansatz der Rechtsprechung

Der Patient muß in den Grundzügen wissen, worauf er sich bei einem Eingriff einläßt, wie es um ihn steht, was ohne und was mit dem Eingriff auf ihn zukäme.

Das heißt, daß der Patient in großen Zügen über Art, Dringlichkeit, Tragweite und Risiken des vorgeschlagenen Eingriffs und über mögliche Behandlungsalternativen aufgeklärt werden muß, desgleichen über gesundheitsschädliche Nebenwirkungen und drohende Möglichkeiten gesundheitlicher Einbußen.

Die ärztliche Aufklärung soll nicht medizinisches Wissen vermitteln, sondern den Kranken auf behutsame, seinem Verständnis und seiner Verfassung angemessene Weise über das Für und Wider des Eingriffs unterrichten, auch darüber, daß es vernünftig erscheint, in diesen einzuwilligen.

Diese Grundlagen wurden in der Rechtsprechung der Jahre 1956–1962 herausgestellt (vgl. Nr. 3.3., Seite 30), jedoch später ergänzt und differenziert.

Weiterführende Rechtsprechung

So z. B. in dem BGH-Urteil NJW 1988, 1514: Der Patient hat einen Anspruch darauf, über die **Natur des Eingriffs im großen und ganzen aufgeklärt** zu werden (BGHZ 90, 103, 106). Die Wahl der Behandlungsmethode ist dagegen grundsätzlich Sache des Arztes (BGH NJW 1982, 2121). Dieser darf in der Regel davon ausgehen, daß der Patient insoweit seiner ärztlichen Entscheidung vertraut und keine eingehende sachliche Unterrichtung über spezielle medizinische Fragen erwartet (BGH NJW 1988, 1516).

Über **typische**, dem Patienten nicht erkennbare **Risiken** muß der Patient aufgeklärt werden, wenn diese nicht ganz selten sind (BGH NJW 1980, 633 und 1980, 1905, 1907), dies vor allem, wenn ihre Folgen bei Verwirklichung des Risikos schwerwiegend sind (BGH NJW 1976, 363 und 1980, 1905). Deshalb besteht sicher Aufklärungspflicht bei einer Komplikationsdichte 1 : 2 000.

Aufklärungspflichtig sind auch mögliche, aber nur selten auftretende **Komplikationen**, die die körperliche Befindlichkeit des Patienten erheblich belasten können (BGH NJW 1985, 2192: Dauerschädigung wichtiger Nerven infolge der Lagerung bei der Operation).

Jedoch bereits einschränkend dazu das BGH-Urteil NJW 1963, 393: »Auf Gefahren, die sich so selten verwirklichen und deren Hervortreten auch in dem Falle des betreffenden Patienten so wenig wahrscheinlich ist, daß sie bei einem verständigen Menschen in seiner Lage für den Entschluß, in die Behandlung einzuwilligen, nicht ernsthaft ins Gewicht fallen, braucht der Patient nicht hingewiesen zu werden. Ebenso kann eine Aufklärung entbehrlich sein, wenn die möglicherweise eintretenden ungünstigen Nebenwirkungen der Behandlung so viel weniger gravierend sind als die Folgen eines Unterbleibens der Behandlung, daß sie ein vernünftiger Mensch in der Lage des Patienten für die Willensentschließung, sich der Behandlung zu unterziehen oder sie abzulehnen, nicht als bedeutsam ansähe.«

Diese Auffassung wurde bestätigt in dem Urteil BGH NJW 1980, 1905: Für die Frage, ob der Patient über ein Risiko aufgeklärt werden muß, kommt es nicht allein auf die erfahrungsgemäß zu befürchtende Komplikationsdichte an, sondern auch auf das Gewicht, das mögliche nicht ganz außerhalb der Wahrscheinlichkeit liegende Risiken für den Entschluß des Patienten haben könnten, in die Operation einzuwilligen (BGH NJW 1972, 335).

Dabei spielt es eine wesentliche Rolle, ob die Operation von vitaler Bedeutung für den Patienten ist oder ob, wenn der Eingriff nicht dringend geboten ist, ein verständiger Patient bei Abwägung des Für und Wider auch angesichts eines möglicherweise entfernten Risikos von der Durchführung der Operation Abstand nehmen würde (BGH NJW 1977, 337); in letzterem Falle wäre auch eine Aufklärung über nicht ganz seltene Risiken erforderlich (so auch BGH NJW 1977, 337).

Ähnlich und zusammenfassend auch BGH NJW 1985, 2192: Die rechtswirksame Einwilligung des Patienten in einen ärztlichen Eingriff, die Voraussetzung für dessen Rechtmäßigkeit ist, setzt die Kenntnis des Patienten auch darüber voraus, welche gesundheitlichen Risiken dem Eingriff anhaften, d. h. seine Information über die etwaige Gefahr eines Mißlingens des Eingriffs und des Eintritts körperlicher und gesundheitlicher Schäden.

Es genügt eine Aufklärung »im großen und ganzen«, es muß nicht über jede schädliche Nebenwirkung aufgeklärt werden. Der Patient muß im großen und ganzen wissen, worin er einwilligt (so auch BGH NJW 1990, 2929), ihm muß eine allgemeine Vorstellung von dem Ausmaß der mit dem Eingriff verbundenen Gefahren vermittelt werden (BGHZ 90, 103, 106; BGH NJW 1992, 2351). Der aufklärende Arzt muß dem Patienten eine ungefähre Vorstellung von der Risikohöhe vermitteln, ein verhältnismäßig häufig auftretendes Operationsrisiko darf nicht verharmlost werden (BGH NJW 1992, 2351).

Aber stets sind solche R i s i k e n v o n G e w i c h t mitzuteilen, die s p e z i e l l dem geplanten Eingriff anhaften und von denen der Arzt nicht annehmen kann, daß der Patient mit ihnen rechnet und sie bei seiner Entscheidung, ob er in die Operation einwilligen will, berücksichtigen kann (BGH NJW 1980, 1905, 1907).

Desgleichen OLG Düsseldorf VersR 1987, 161: *Nötig ist die Aufklärung über seltene Risiken, »wo sie, wenn sie sich verwirklichen, die Lebensführung schwer belasten und trotz ihrer Seltenheit für den Eingriff spezifisch, aber für den Patienten ü b e r r a s c h e n d sind.«*

Der Arzt braucht bei seiner Aufklärung nicht alle Gefahren des Eingriffs aufzuzählen, wenn dem Patienten das Wesen des Eingriffs, z. B. einer Blinddarmoperation bekannt ist und der Patient das allgemeine Risiko des Eingriffs sieht (BGH NJW 1980, 633).

Einzelhinweise sind in solchen Fällen – wie allgemein – dann erforderlich, wenn der Patient zusätzliche Fragen stellt; diese muß der Arzt vollständig beantworten, eine unrichtige oder irreführende Antwort wäre nicht zulässig (siehe Nr. 1., »Einleitung«, Seite 23).

Eine Irreführung liegt aber nicht bereits dann vor, wenn der Arzt eine Komplikation von geringer Wahrscheinlichkeit etwa mit den Worten »in meiner Klinik noch nicht vorgekommen« herunterspielt, um den Kranken zu beruhigen und ihm die Furcht vor dem Eingriff zu nehmen (BGH VersR 1987, 200).

Nach dem Urteil BGH NJW 1992, 1558 ist ein Patient nicht nur über den Verlauf einer Behandlung und deren Risiken aufzuklären, sondern auch über deren E r f o l g s a u s s i c h t, letzteres insbesondere bei zweifelhafter Operationsindikation mit hohem Mißerfolgsrisiko (BGH NJW 1981, 623), und dann, wenn der Eingriff zur Beseitigung von schmerzhaften Beschwerden vorgenommen wird, die im Falle eines Mißerfolgs nicht beseitigt, gegebenenfalls sogar größer werden (BGH NJW 1987, 1481).

Rechtfertigung jedes Eingriffsrisikos

Das BGH-Urteil MDR 1971, 918 stellt heraus, »daß jedes dem Patienten zugemutete E i n g r i f f s r i s i k o seiner R e c h t f e r t i g u n g durch die von dem Eingriff erhofften Vorteile bedarf.«

Daraus folgt, daß die Indikation und die Dringlichkeit eines Eingriffs einerseits und die Anforderungen an die Aufklärungspflicht andererseits indirekt proportional sind: die Rechtsprechung stellt strengere Anforderungen an die Aufklärungspflicht, wenn eine Operation nicht dringlich ist und nicht zur Abwendung einer akuten oder schwerwiegenden Gefahr für den Patienten geboten ist, wenn der Eingriff also »lediglich zweckmäßig« erscheint oder wenn mehrere Behandlungsmöglichkeiten zur Wahl stehen (vgl. BGH NJW 1988, 1514).

Anders kann bei der Aufklärung ein Hinweis auf mögliche Eingriffsfolgen unterbleiben, wenn der Patient zur Behebung eines lebensbedrohenden Zustandes mit der Vornahme einer Operation einverstanden ist, da jeder vernünftige Mensch in einer derartigen Lage auch bei Kenntnis der Gefahr einer Schädigung seine Einwilligung erteilen würde (OLG Karlsruhe VersR 1978, 769).

Die D r i n g l i c h k e i t spielt also – wie erwähnt – eine doppelte Rolle: einerseits muß der Arzt die Notwendigkeit und Dringlichkeit eines Eingriffs in seinem Aufklärungsgespräch mit dem Patienten erwähnen, um diesem die unerläßliche Information zu verschaffen, damit dieser entscheiden kann, ob er sich dem Eingriff unterziehen und das damit verbundene Risiko auf sich nehmen will (vgl. BGH NJW 1990, 2928) und damit der Patient beurteilen kann, wie lange er sich gegebenenfalls den Entschluß zu einer Operation noch überlegen kann, ob er sich noch anderweitig beraten lassen und einen ihm passend erscheinenden Operations-Termin in einem Krankenhaus seiner Wahl aussuchen kann (die Dringlichkeit darf von dem aufklärenden Arzt auch nicht überzeichnet werden). Andererseits bestimmt die Dringlichkeit des Eingriffs den Umfang der Aufklärung restriktiv.

Verschiedene Behandlungsmöglichkeiten

Eine ähnliche G ü t e r a b w ä g u n g muß stattfinden, wenn v e r s c h i e d e n e   B e h a n d l u n g s m ö g l i c h k e i t e n zur Verfügung stehen. In einem solchen Falle muß die ärztliche Aufklärung intensiver sein und die diversen Behandlungsalternativen erörtern (BGH NJW 1988, 1514). Insbesondere gilt dies, wenn 2 in Rede stehende Behandlungsmethoden sich stark hinsichtlich der Art der Durchführung sowie in der Einwirkung auf den Patienten und hinsichtlich der Risiken (BGH NJW 1974, 1422) unterscheiden.

Die Pflicht des Arztes, seinen Patienten über andere Behandlungsalternativen aufzuklären, entfällt, wenn eine an sich gegebene Behandlungsalternative im konkreten Fall wegen anderer behandlungsbedürftiger Verletzungen des Patienten ausscheidet (BGH NJW 1992, 2353).

Gibt es aber für den konkreten Behandlungsfall mehrere medizinisch gleichermaßen indizierte und übliche Behandlungsmethoden, die gleichwertig sind, jedoch unterschiedliche Risiken und Erfolgschancen haben, besteht somit für den Patienten eine echte Wahlmöglichkeit, dann muß ihm nach entsprechend vollständiger ärztlicher Belehrung die Entscheidung darüber überlassen bleiben, auf welchem Weg die Behandlung erfolgen soll und auf welches Risiko er sich einlassen will – Beispiel: konservative Therapie als Alternative zu einer Operation (BGH NJW 1992, 2353).

Abweichen von hergebrachter Operationsmethode

Wenn gewichtige Stimmen in der medizinischen Literatur unwiderlegt darauf hinweisen, daß eine h e r g e b r a c h t e O p e r a t i o n s m e t h o d e unter den gegebenen Umständen zu schweren Schäden führen kann, der Arzt sich jedoch über diese B e d e n k e n hinwegsetzen will, so muß er seinen Patienten darüber aufklären.

Eines besonderen Hinweises gegenüber dem Patienten bedarf es auch, wenn der Arzt sich für eine z w e i f e l h a f t e O p e r a t i o n s m e t h o d e mit h o h e m M i ß e r f o l g s r i s i k o entscheiden möchte. Dann »muß der Operationsentschluß in besonderem Maße dem Patienten anheimgegeben werden«.

Im übrigen aber – wenn solche besonderen Umstände nicht gegeben sind – ist die Wahl der B e h a n d l u n g s m e t h o d e Sache des Arztes und bedarf in der Regel einer Erörterung mit dem Patienten nicht

(BGH NJW 1982, 2121 sowie BGH NJW 1992, 2353). Die Wahl der Behandlungsmethode ist also nur unter besonderen Umständen für den Patienten »mitbestimmungspflichtig«.

Ein Patient, der über seine Erkrankung und den Verlauf der geplanten Operation informiert ist und der auch Kenntnis von der ungefähren Größenordnung des Mißerfolgsrisikos erhalten hat, bedarf für eine selbstbestimmte Entscheidung über die Einwilligung zur Operation nicht der Erläuterung, aus welchen medizinischen Gründen im einzelnen der Eingriff möglicherweise nicht zum Erfolg führen könnte (BGH NJW 1990, 2929).

Maßgeblich: Umstände im einzelnen

Für die Frage, ob ein bestimmtes Risiko aufklärungspflichtig ist, kommt es nicht auf die allgemeine statistische Komplikationsdichte an, vielmehr muß der Arzt auf die Umstände im einzelnen abstellen: auf die Konstitution und das Krankheitsbild des Patienten, auf das Können und den Erfahrungsstand des Arztes oder der mehreren mitwirkenden Ärzte und auf die Einrichtung der Klinik. Für die Aufklärungspflicht und für die Entschließung des Patienten ist daher maßgeblich, mit welcher Komplikationsdichte unter den konkreten Verhältnissen gerade in der betreffenden Klinik und bei dem Können und der Erfahrung der dort tätigen Ärzte zu rechnen ist (BGH NJW 1980, 1905).

Folgeschäden

Eine sachgemäße Aufklärung »umfaßt u. U. auch den Hinweis auf mit dem Eingriff nicht beabsichtigte, aber durch ärztliche Kunst nicht sicher vermeidbare Folgeschäden, für welche eine mehr oder minder große, dem medizinischen Laien aber aus der Art des Eingriffs nicht schon ohne weiteres ersichtliche Möglichkeit besteht« (BGH MDR 1979, 651).

Maßgebend: Verständnis des Patienten

Die ärztliche Aufklärung muß auf den jeweiligen Patienten abgestellt werden und ganz allgemein der Intelligenz und dem Bildungsgrad des Patienten sowie dessen physischer und psychischer Situation angepaßt werden, wobei der Arzt die beim Patienten gegebenen Erfahrungen aus der Anamnese entnehmen kann. Erscheint dem Patienten die ihm zuteilgewordene Aufklärung als zu knapp, so muß er gegebenenfalls den Arzt fragen und um weitere Aufklärung bitten (BGH NJW 1976, 363).

Der Arzt muß – wie immer – solche Fragen vollständig, zutreffend und nicht irreführend beantworten.

Anwendung von Arzneimitteln

Die oben geschilderten Grundsätze gelten auch für die Aufklärungspflicht des Arztes bei Verordnung eines Arzneimittels, insbesondere, wenn dieses aggressiv wirkt: »... auch die Medikation mit aggressiven Arzneimitteln ist ein ärztlicher Eingriff in weiterem Sinne« (BGH NJW 1987, 697).

Dazu das BGH-Urteil NJW 1970, 511: »Verschreibt der Arzt seinem ... Patienten ein in der Anwendung nicht ungefährliches Arzneimittel, so muß er ihn darüber aufklären und durch geeignete Maßnahmen, gegebenenfalls durch ärztliche Überwachung, die nicht gefährdende Anwendung sicherstellen.«

Außerdem ist zum Problemkreis einschlägig das Urteil des BGH NJW 1982, 697: in dem dort entschiedenen Fall hat der Arzt seine Pflicht, über mögliche schädliche Nebenwirkungen aufzuklären, schuldhaft verletzt.

Der Arzt hätte den Beipackzettel des Präparats beachten und die darin erwähnte augenärztliche Untersuchung des Patienten vor der Verordnung des Mittels veranlassen müssen, da eine Vorschädigung des Auges als Kontraindikation in der Packungsbeilage verzeichnet war. Der Arzt hätte seinen Patienten über schädliche Nebenwirkungen des Präparates aufklären müssen, »um dessen wirksame Einwilligung in die Behandlung mit diesem Mittel zu erhalten«.

Es war eine Behandlung mit Tuberkulostatika erforderlich, die sämtlich massiv in den menschlichen Organismus eingreifen und nicht frei von schädlichen Nebenwirkungen sind. Der Arzt wählte die Verordnung von 3 Präparaten mit jeweils verschiedenen Nebenwirkungsgruppen, die sich nicht kumulieren, um eine gefährlich hohe Dosis nur eines Medikaments bei optimaler Gesamtwirkung aller 3 gegebenen Präparate zu verhindern. Über die besonderen Risiken bei der Anwendung der gesamten Medikation, die auch dann von jedem einzelnen Medikament ausgehend nicht gering sind, hätte der Patient nicht im unklaren gelassen werden dürfen.

Hat mithin der Arzt seinen Patienten nicht, wie es geboten war, über die gefährlichen Nebenwirkungen des Präparates X. (eines der 3 verordneten Medikamente) aufgeklärt, dann war dessen Einwilligung in die Behandlung mit dem Medikament X. unwirksam.

Damit war die Behandlung rechtswidrig und kann grundsätzlich auch dann zu Schadensersatzansprüchen führen, wenn sie an sich sachgemäß war (BGH NJW 1982, 697).

Bei der Aufklärung über die Nebenwirkungen (unerwünschten Begleitwirkungen) eines Präparates muß der Arzt in gleicher Weise sorgfältig vorgehen wie bei der Aufklärung vor einem operativen Eingriff. Als Mindestinformation muß der Inhalt der Packungsbeilage (Beipackzettel) gelten (OLG Oldenburg VersR 1986, 69), wobei der Arzt nicht davon ausgehen kann, daß der Patient den gesamten Inhalt der Packungsbeilage gelesen und verstanden hat oder vor der Anwendung des Arzneimittels noch lesen (und dann von sich aus Konsequenzen ziehen) wird.

Soweit Veranlassung dazu besteht, muß der Arzt Verharmlosungen im Text des Beipackzettels entgegentreten und seinen Patienten umfassend, zutreffend und nicht irreführend unterrichten.

Bei der Verordnung und/oder der Anwendung eines Arzneimittels durch den Arzt handelt es sich um eine Kombination von therapeutischer Aufklärung und Eingriffsaufklärung. Die zu letzterer entwickelten Rechtsgrundsätze sind analog anwendbar. Eine Verletzung dieser Aufklärungspflichten stellt sich rechtlich als Verletzung des Arztvertrages (Behandlungsvertrages) dar.

4.3. Einzelfragen zur Eingriffsaufklärung

Infauste Diagnose, Krebsdiagnose

Auch eine infauste Diagnose, etwa eine Krebsdiagnose, muß dem Patienten mitgeteilt werden, auch wenn sie ihn psychisch belastet. Dies läßt sich in der Regel nicht vermeiden, denn der Patient soll in eine lebensnotwendige Behandlung einwilligen und muß dazu über alle dafür maßgeblichen Umstände informiert sein.

Eine Ausnahme besteht nur in engen Grenzen, die das BGH-Urteil BGHZ 29, 176 wie folgt umschreibt: »Nur in dem besonderen Falle, daß die mit der Aufklärung verbundene Eröffnung der Natur des Leidens zu einer ernsten und nicht behebbaren Gesundheitsschädigung des Patienten führen würde, könnte ein Absehen von der Aufklärung gerechtfertigt sein.« Zweckmäßigerweise befragt der Arzt die ihm bekannten nächsten Angehörigen des Patienten, um dessen mutmaßlichen Willen zu ermitteln. Die ärztliche Schweigepflicht würde in diesem Ausnahmefall nicht entgegenstehen.

Muß – und darf – der Arzt in diesem Ausnahmefall eine Aufklärung des Patienten ganz oder – was wohl zumeist in Frage kommt – teilweise entfallen lassen, dann kann der Patient entweder keine oder nur eine eingeschränkte Einwilligung erteilen, die rechtlich nicht voll wirksam wäre. Dieser rechtliche Mangel würde in dem geschilderten Ausnahmefall rechtlich unschädlich sein, der Arzt braucht mit nachteiligen zivilrechtlichen oder strafrechtlichen Konsequenzen nicht zu rechnen.

Ohne Einwilligung: Notfälle

Ohne Einwilligung des Patienten muß der Arzt auch auskommen in Notfällen, in denen »Gefahr im Verzug«, d. h. Gefahr für Leib und Leben des Patienten besteht und eine ausreichende und wirksame Einwilligung nicht erreichbar ist, etwa weil der Patient nicht ansprechbar oder sonst nicht willensfähig ist.

Nach den Regeln der »Geschäftsführung ohne Auftrag« sind maßgeblich das Interesse des Patienten (objektiver Gesichtspunkt) sowie der wirkliche oder der mutmaßliche Wille des Patienten (subjektiver

Gesichtspunkt) – §§ 677, 678, 683 BGB. Einen dem Arzt etwa bekannten entgegenstehenden Willen des Patienten, etwa ein Verbot der Bluttransfusion, muß der Arzt beachten.

Gegebenenfalls müßte – wenn die Zeit dazu ausreicht – der Arzt den mutmaßlichen Willen seines Patienten durch Rückfrage bei dessen nächsten Angehörigen erforschen, die Arzt-Schweigepflicht stünde auch hier nicht entgegen. Der behandelnde Arzt ist allerdings an die Äußerungen der Angehörigen des Patienten nicht strikt gebunden, denn die Verantwortung für die Durchführung erforderlicher und möglicher Maßnahmen liegt bei dem behandelnden Arzt.

Spricht nach diesen Kriterien nichts dagegen, dann darf der Arzt die gebotene Behandlung, auch den erforderlichen Eingriff vornehmen bzw. fortsetzen.

Verzicht auf Aufklärung, Absehen von Aufklärung

Solches bzw. ein Verzicht auf weitere Aufklärung durch den Patienten ist möglich, dieser darf sich der Führung durch den Arzt anvertrauen und seinem Arzt die anstehende Entscheidung überlassen. Eine solche Verzichtserklärung des Patienten muß jedoch eindeutig und ernsthaft sein. Dann bedarf es keiner weiteren Aufklärung durch den Arzt mehr.

Gleiches gilt, wenn der Patient bereits von einem anderen Arzt aufgeklärt worden ist (vgl. dazu allerdings die Ausführungen zum Abschnitt »Arbeitsteilung, Aufklärung durch anderen Arzt«, Seite 49) oder selbst erkennbar über ausreichende Kenntnisse verfügt, etwa selbst Arzt der einschlägigen Fachrichtung ist. In letzterem Falle ist freilich Vorsicht und Zurückhaltung geboten, da die eigene subjektive Beteiligung häufig Menschen, durchaus auch einmal einem Arzt das Erkennen der für eine wirksame Eingriffsaufklärung maßgebenden Umstände erschwert oder unmöglich macht.

Benefit-risk-Abwägung, Gefahrabwendung

Aufklärungspflicht besteht auch dann, wenn eine Operation eine Gefahr abwenden soll, die sich mit einer an Sicherheit grenzenden

Wahrscheinlichkeit einmal verwirklichen würde, deren zeitlicher Verlauf aber nicht abschätzbar ist, jedoch der beabsichtigte Eingriff das bestehende Risiko erheblich aktualisiert. In einem solchen Falle muß der Arzt auf diese Konstellation hinweisen (OLG Stuttgart VersR 1981, 691).

Eine Pflicht zur Aufklärung über ein Risiko besteht auch dann, wenn dieses Risiko auch bei anderen Behandlungsmethoden auftreten kann, für dessen Auftreten jedoch bei dem beabsichtigten Eingriff eine höhere Wahrscheinlichkeit besteht als bei anderen Maßnahmen (BGH NJW 1988, 1514).

Dies gilt auch und besonders, wenn als Operationsrisiko die Gefahr besteht, daß sich die Beschwerden des Patienten erheblich verschlimmern können im Gegensatz zum Unterbleiben der Operation.

Ergänzend wird auf die Abschnitte Nr. 4.2. »Weiterführende Rechtsprechung« (Seite 34) und »Rechfertigung jedes Eingriffsrisikos« (Seite 36) hingewiesen.

Strahlentherapie

Eine Aufklärung ist auch geboten über Komplikationen bei einer S t r a h l e n t h e r a p i e, nicht aber dann, wenn bei der beabsichtigten niedrigen Dosis mit Strahlenschäden nicht zu rechnen ist (BGH NJW 1990, 1528).

Auch wenn bei der Nachbestrahlung nach operativer Entfernung einer Brust das Risiko einer radiogenen Armplexusläsion (hier: Lähmung) nur mit rd. 1% anzusetzen ist, ist die Patientin darüber aufzuklären und ihr eine Vorstellung über die Tragweite der Risiken und deren evtl. Auswirkungen auf die künftige Lebensführung zu vermitteln (BGH NJW 1990, 1540).

Anästhesie

Aufklärung des Patienten ist auch erforderlich über die bei einer Operation beabsichtigte A n ä s t h e s i e. Dies gilt aber nicht, wenn anzunehmen ist, daß ein vernünftiger Patient an der Entscheidung zwischen Allgemeinnarkose und Leitungsanästhesie nicht interessiert gewesen wäre (OLG Karlsruhe VersR 1978, 549). Insoweit darf der Arzt einmal auf den vernünftigen Patienten abstellen, was im übrigen im Zusammenhang mit der Erfüllung der Aufklärungspflicht und der Einholung einer Eingriffs-Einwilligung nicht zulässig wäre (vgl. Nr. 3.5., Seite 31).

Der Arzt kann auch bei einem medizinischen Laien voraussetzen, daß dieser von der Möglichkeit eines Narkosezwischenfalls Kenntnis hat (BGH NJW 1980, 1905, 1907).

Aufklärungspflichtig alle Eventualitäten

Grundsätzlich muß der Arzt im Rahmen der Eingriffsaufklärung alle Eventualitäten des beabsichtigten Eingriffs mit dem Patienten erörtern, auch zu erwartende Besonderheiten und möglicherweise notwendig werdende Änderungen oder Erweiterungen des Operationsplanes. Der Patient sollte veranlaßt werden, auch zu solchen Abweichungen vom Operationsplan seine Einwilligung zu geben.

Abweichen vom Operationsplan

Ohne Einwilligung zur Abweichung vom Operationsplan müßte der Arzt die Operation abbrechen, wenn dies ohne jede Gefährdung des Patienten möglich ist (BGH NJW 1977, 337). Bei akuter vitaler Indikation darf der Arzt nach dem geänderten bzw. erweiterten Operationsplan in der Durchführung der Operation fortfahren, es sei denn, ihm wäre ein entgegenstehender Wille des Patienten bekannt (was sicher nur selten der Fall sein kann). Steht ein mutmaßlicher Wille des Patienten nicht entgegen, ist die Handlungsweise des Arztes durch den Rechtsgesichtspunkt »Geschäftsführung ohne Auftrag« gedeckt (vgl. den Abschnitt »Ohne Einwilligung: Notfälle«, Seite 42).

Bei einer nicht akuten vitalen Indikation gelten die Rechtsgrundsätze, die das OLG Frankfurt in seinem Urteil NJW 1981, 1322 zusammengefaßt hat: Muß infolge eines nicht schuldhaften präoperativen Diagnoseirrtums erst während der Operation der ursprüngliche Operationsplan so erweitert werden, daß der nunmehr vorgenommene Eingriff nicht mehr von Aufklärung und Einwilligung des Patienten gedeckt ist, so ist der Arzt auch ohne akute vitale Indikation zur Operationserweiterung berechtigt, wenn

1. der neue Befund nach allen im Zeitpunkt der Operation möglichen medizinischen Erkenntnissen ohne die beabsichtigte Änderung des Operationsplans mit an Sicherheit grenzender Wahrscheinlichkeit zum Tode des Patienten in absehbarer Zeit führen müßte,

2. wenn bei Abbruch der Operation – zum Zwecke der erweiterten Aufklärung – ernsthaft mit zusätzlichen, gefährlichen Komplikationen gerechnet werden müßte, die bei sofortiger Operationserweiterung nicht entstünden,

3. wenn ein der Operationserweiterung entgegenstehender Wille des Patienten wegen der Lebensbedrohlichkeit des neuen Befundes nicht zu erwarten wäre.

Wäre ein Abbrechen der Operation ohne Gefährdung des Patienten möglich, operiert der Arzt jedoch unter Erweiterung des Operationsplans weiter, so macht er sich einer Körperverletzung schuldig, entweder in der Schuldform des Vorsatzes oder auch nur der Fahrlässigkeit (§§ 223, 230 StGB).

Kann der Arzt wegen Gefährdung des Patienten die Operation nicht abbrechen, muß er also unter Abweichen vom Operationsplan oder unter Erweiterung des Operationsplans den Eingriff fortsetzen, so handelt er teilweise ohne Einwilligung des Patienten und damit rechtswidrig. Hätte der Operateur eine solche Situation voraussehen können, hat er ihr jedoch nicht durch rechtzeitige Gespräche mit dem Patienten Rechnung getragen und die r e c h t z e i t i g e Einholung der erweiterten Einwilligung des Patienten versäumt, so kann er wegen fahrlässiger Körperverletzung nach den §§ 223, 230 StGB bestraft werden (BGHSt 11, 111, 115).

Zur Problematik vgl. auch die Ausführungen unter Nr. 3.5., Seite 31.

Eingriff zur Diagnosestellung

Bei Eingriffen, die nicht der Heilung, sondern der D i a g n o s e dienen, sind strenge Anforderungen an die Aufklärung des Patienten zu stellen (BGH MDR 1971, 918); anders wäre dies nur, wenn die Maßnahme dringend oder vital indiziert ist. Beim Diagnose-Eingriff sind auch entfernt liegende Komplikationen dem Patienten zu nennen (OLG Hamm VersR 1981, 686), auch zu erwartende erhebliche Schmerzen (BGHZ 90, 96).

Schönheitsoperationen

Solche erfordern umfassende Informationen gegenüber dem Patienten, auch den Hinweis auf ein Mißerfolgsrisiko und sonstige Risiken von Gewicht.

Zu dem Problemkreis äußert sich eingehend das BGH-Urteil NJW 1991, 2349: Je weniger ein ärztlicher Eingriff medizinisch geboten ist, umso ausführlicher und eindringlicher ist der Patient, dem dieser Eingriff angeraten wird oder den er selbst wünscht, über dessen Erfolgsaussichten und etwaige schädliche Folgen zu informieren. Dies gilt in besonderem Maße für kosmetische Operationen, die nicht, jedenfalls nicht in erster Linie der Heilung eines körperlichen Leidens dienen, sondern eher einem psychischen und ästhetischen Bedürfnis.

Der Patient muß in diesen Fällen darüber unterrichtet werden, w e l c h e V e r b e s s e r u n g e n er günstigstenfalls erwarten kann, und ihm müssen etwaige Risiken deutlich vor Augen geführt werden, damit er genau abwägen kann, ob er einen etwaigen Mißerfolg des ihn immerhin belastenden Eingriffs und darüber hinaus sogar bleibende Entstellungen und gesundheitliche Beeinträchtigungen in Kauf nehmen will, selbst wenn diese auch nur entfernt als eine Folge des Eingriffs in Betracht kommen. Die Rechtsprechung stellt strenge Anforderungen an die Aufklärung des Patienten vor einer kosmetischen Operation (BGH NJW 1972, 335; OLG Bremen VersR 1980, 654; OLG Hamburg MDR 1982, 580 u. a.).

Ist bei einem solchen Eingriff, auch wenn er kunstgerecht ausgeführt wird, mit dem Auftreten breiter und deutlich sichtbarer N a r b e n zu rechnen, so muß der Arzt dies dem Patienten verdeutlichen, u. U. unter Zuhilfenahme von Fotografien (OLG Hamburg MDR 1982, 580).

Wenn mehrere Behandlungsmöglichkeiten zur Wahl stehen, dann muß der Arzt auch und besonders bei Schönheitsoperationen die Vorteile und Nachteile der mehreren Alternativen eingehend mit dem Patienten erörtern. Vgl. dazu auch unter Nr. 4.2. im Abschnitt »Verschiedene Behandlungsmöglichkeiten« (Seite 37).

Zur Pflicht des Arztes, wirtschaftliche Interessen eines Patienten bei kosmetischen Operationen wahrzunehmen, vgl. im Abschnitt »Kosten der Behandlung und von Alternativen« (Seite 52).

Allgemeines Risiko: fehlerhafte Behandlung

Der Arzt ist nicht verpflichtet, den Patienten über Risiken aufzuklären, die nur durch eine f e h l e r h a f t e B e h a n d l u n g eintreten können (BGH NJW 1985, 2193).

Arzt in Ausbildung

Auch an den sich in A u s b i l d u n g befindlichen Arzt sind gewisse Qualitätsanforderungen zu stellen. Daher ist ein Arzt schrittweise an die Operationen verschiedener Schwierigkeitsgrade heranzuführen. Operationen höherer Schwierigkeitsstufen dürfen ihm auch unter Kontrolle erst übertragen werden, wenn er einfachere und harmlosere Operationen erfolgreich durchgeführt hat (OLG Koblenz NJW 1991, 2967).

Heilpraktiker

Wendet ein Heilpraktiker invasive Behandlungsmethoden bei seinem Patienten an, hat er insoweit dieselben Sorgfaltspflichten zu erfüllen, auch bezüglich seiner Fortbildung, im Hinblick auf Nutzen und Risiken dieser Therapiearten, wie ein Arzt für Allgemeinmedizin, der sich solcher Methoden bedient (BGHZ 113, 297).

Arbeitsteilung, Aufklärung durch anderen Arzt

Auch ein anderer Arzt als der Operateur kann die gebotene Aufklärung des Patienten übernehmen, doch muß sich der Operateur überzeugen, daß die Aufklärung tatsächlich und insbesondere in ausreichender Weise vorgenommen worden ist.

Die Verantwortlichkeit bei einer solchen Arbeitsteilung in der Klinik ist in der Rechtsprechung noch nicht abschließend geklärt, so daß es fraglich bleibt, ob und inwieweit sich ein Arzt auf seinen Kollegen, evtl. den von einem anderen Fach verlassen darf. Es gilt jedenfalls der Grundsatz, daß sich infolge der geschilderten Arbeitsteilung das Risiko des Patienten nicht erhöhen darf.

Das BGH-Urteil NJW 1980, 1905 hat die Mitverantwortlichkeit des Arztes, der nicht Operateur ist, jedoch zur Operation geraten und über Art, Umfang und Risiko des Eingriffs aufgeklärt hat, herausgestellt. Dieser Arzt haftet, wenn wegen Unvollständigkeit der Aufklärung die Einwilligung des Patienten zur Operation unwirksam war.

Zu berücksichtigen ist auch ein neueres Urteil des BGH (NJW 1990, 2929): arbeiten 2 Kliniken in der Weise zusammen, daß die eine den Patienten untersucht, berät und auf den Eingriff vorbereitet, die andere jedoch den Eingriff vornimmt, so ist es auch Aufgabe der ersteren Klinik, den Patienten umfassend über Verlauf, Risiken und Erfolgsaussichten des Eingriffs aufzuklären.

Man sieht: der Arbeitsteilung unter Ärzten entspricht nicht auch eine Teilung, sondern weit eher eine Kumulierung der Verantwortlichkeit. Bis zu einer differenzierten Klärung dieser Rechtsfrage durch die höchstrichterliche Rechtsprechung müssen beide mitwirkenden Ärzte damit rechnen, samtverbindlich mit dem anderen Arzt zur Verantwortung gezogen zu werden.

Nur zu einer Konstellation – horizontale Arbeitsteilung zwischen Operateur und Anästhesisten – ist eine höchstrichterliche Klärung erfolgt durch das BGH-Urteil NJW 1991, 1539: der Chirurg ist für den operativen Eingriff mit den sich daraus ergebenden Risiken, der Anästhesist für die Narkose einschließlich der Überwachung und Aufrechterhaltung der vitalen Funktionen des Patienten zuständig. Jeder Arzt hat denjenigen Gefahren zu begegnen, die in seinem Aufgabenbereich entstehen; er darf sich aber, solange keine offensichtlichen Qualifikationsmängel oder Fehlleistungen erkennbar werden, darauf verlassen, daß auch der Kollege des anderen Fachgebiets seine Aufgaben mit der gebotenen Sorgfalt erfüllt. Eine gegenseitige Überwachungspflicht besteht insoweit nicht (BGH NJW 1980, 649, 650).

Zeitpunkt der Aufklärung

Bedeutsam ist auch der Zeitpunkt, zu dem die gebotene Aufklärung vorgenommen werden muß, um ihren Zweck zu erreichen.

Zu dieser Problematik wurde vor einiger Zeit das Urteil des OLG Köln vom 10. 4. 1991 bekannt, veröffentlicht NJW 1992, 1564 = MedR 1992, 40, das außerordentlich strenge Grundsätze aufgestellt hat. Auf die Revision des betroffenen Arztes wurde dieses Urteil durch Urteil des BGH vom 7. 4. 1992 (NJW 1992, 2351) aufgehoben. Der BGH hat für die Rechtzeitigkeit der Patienten-Aufklärung detaillierte Grundsätze aufgestellt, die der Situation von Arzt und Patient gerecht werden:

Eine ordnungsgemäße Aufklärung liegt nur dann vor, wenn sie zum richtigen Zeitpunkt stattfindet, d. h. der Patient noch Gelegenheit hat, zwischen der Aufklärung und dem Eingriff das Für und Wider der Operation abzuwägen; nur auf diese Weise kann das Selbstbestimmungsrecht des Patienten gewährleistet werden.

Die Aufklärung muß so frühzeitig erfolgen, nämlich zu einem Zeitpunkt, zu dem der Patient noch im vollen Besitz seiner Erkenntnis- und Entscheidungsfreiheit ist, z. B. bereits dann, wenn der Arzt zu dem von ihm selbst auszuführenden Eingriff rät und einen festen Operationstermin vereinbart.

Bei einer erst später erfolgenden Aufklärung ist die Einwilligung des Patienten in die Operation allerdings nicht immer unwirksam. Wesentlich ist, ob unter den jeweils gegebenen Umständen der Patient noch ausreichend Gelegenheit hat, sich innerlich frei zu entscheiden und nicht unter unzumutbaren psychischen Druck gerät. Dies ist sicher nicht mehr der Fall, wenn der Patient bereits auf dem Operationstisch liegt oder wenn er bereits auf die Operation vorbereitet wird und unter der Wirkung von Medikamenten steht.

Die Aufklärung am V o r a b e n d der Operation reicht nicht aus, wenn der Patient – für ihn überraschend – noch gravierende Risiken des Eingriffs erfährt, die seine persönliche künftige Lebensführung entscheidend beeinträchtigen können. Der Patient wird aber zu diesem Zeitpunkt noch normale Narkoserisiken abschätzen und zwischen den unterschiedlichen Risiken ihm alternativ vorgeschlagener Narkoseverfahren abwägen können. Am V o r t a g wird häufig, auch bei einfachen Eingriffen, eine Aufklärung über Eingriffsrisiken noch ausreichend sein.

Bei Notoperationen und wenn die für die Operations-Indikation ausschlaggebenden Voruntersuchungen nicht früher vorliegen, ist auch eine spätere Aufklärung zulässig und ausreichend.

Beruft sich der Patient darauf, daß seine Entscheidungsfreiheit bei einer erst am Tag vor dem Eingriff erfolgten Risikoaufklärung nicht mehr gewahrt war, dann muß er substantiiert Tatsachen vortragen, die eine solche Behauptung stützen können. Der in Anspruch genommene Arzt kann dem entgegentreten, er muß jedoch die Darlegung des Patienten widerlegen, dem Arzt obliegt insoweit die Beweislast.

Auch die BGH-Entscheidung NJW 1992, 2354 fordert, daß der Patient seine Einwilligung rechtzeitig vor der Operation und frei von Einflüssen, die seine Entscheidungsfreiheit beeinträchtigen konnten, gegeben hat.

Bei einer I n j e k t i o n findet eine erforderliche Aufklärung – wie üblich – unmittelbar vor der Anwendung statt, bei der Verschreibung oder Anwendung eines Arzneimittels ebenfalls unmittelbar vor der Verschreibung oder Anwendung. Ist ein Arzneimittel jedoch in besonderem Maße aggressiv oder gibt es mehrere Behandlungsalternativen, dann kann es durchaus sinnvoll und unter Umständen im Interesse des Patienten geboten sein, im Anschluß an das Aufklärungsgespräch dem Patienten eine gewisse Überlegungsfrist einzuräumen.

Kosten der Behandlung und von Alternativen

Der Arzt muß seinen Patienten auch über die unterschiedlichen K o s t e n mehrerer Behandlungsalternativen aufklären, auch und vor allem dann, wenn begründete Zweifel bestehen, ob die private Krankenversicherung des Patienten eine bestimmte Behandlung des Patienten in der Klinik als notwendig ansehen und die Kosten dafür übernehmen werde (BGH NJW 1983, 1630).

Vgl. auch Urteil des LG Bremen und das zugehörige Berufungsurteil des OLG Bremen NJW 1991, 2353: Vor einer kosmetischen Operation muß der behandelnde Arzt die Patientin darauf aufmerksam machen, daß die Krankenkasse möglicherweise die Behandlungskosten nicht übernehmen werde. Dies gilt auch und gerade dann, wenn das Krankenhaus die Patientin einen Aufnahmeantrag unterzeichnen läßt, durch den sie zusagt, die Krankenhauskosten selbst zu tragen, sofern sie nicht von dritter Seite übernommen werden sollten. Der Arzt hat in einem solchen Falle auch eine »wirtschaftliche Aufklärungspflicht«, wobei es sich um eine Nebenpflicht des Arzt- und Behandlungsvertrages handelt, zur Wahrnehmung gewisser wirtschaftlicher Interessen des Patienten.

Fremdsprachiger Patient

Ist der Patient fremdsprachig und der deutschen Sprache nicht ausreichend mächtig, so muß der Arzt sicherstellen, daß der Patient die Aufklärung in ihren wesentlichen Einzelheiten verstehen und auf der Grundlage einer ausreichenden Information eine wirksame Einwilligung erteilen kann. Es muß jedenfalls sichergestellt werden, daß die Gefahr von Mißverständnissen ausgeschlossen ist (OLG Düsseldorf NJW 1990, 771).

Es bedarf nicht der Zuziehung eines Berufs-Dolmetschers oder eines vereidigten Dolmetschers, wohl aber einer sprachkundigen und vertrauenswürdigen Person, die die Übersetzung vornimmt. In einer größeren Klinik läßt sich häufig ein sprachkundiger Arzt finden, was die Aufklärung und die dabei erforderliche Übersetzung sicher erleichtert. Die Person des Übersetzers muß zu Beweiszwecken in den Krankenpapieren notiert werden.

Richtlinien, Formulare, Merkblätter

Es gibt von Fachverbänden ausgearbeitete Richtlinien für die Patienten-Aufklärung, Formulare und Merkblätter.

Solche Richtlinien können hilfreich sein und wesentliche Anhaltspunkte vermitteln. Fatal aber wäre es, wenn sie dazu verführen würden, daß der Arzt das Aufklärungsgespräch nicht jedesmal selbst überdenkt. Insbesondere müssen die Richtlinien laufend um neuere Erkenntnisse der medizinischen Wissenschaft ergänzt werden – und zwar auch durch den einzelnen Arzt, auch schon ehe eine Neuauflage der Richtlinien erscheint!

Formulare eignen sich in der Regel nur für Standardoperationen mit typischen und leicht beschreibbaren Risiken und vorhersehbaren Erweiterungen (vgl. auch den Abschnitt »Aufklärungspflichtig alle Eventualitäten«, Seite 45).

Formulare müssen jedenfalls ausreichend Raum für individuelle Ergänzungen vorsehen, denn sie würden jedenfalls dann nichts nützen, wenn gerade derjenige Punkt der Aufklärung nicht darin vermerkt wäre, auf den es später ankommt; denn das Gericht würde von der Vollständigkeit der Eintragungen ausgehen und würde aus dem Fehlen eines Gesichtspunktes im Formular schließen, daß dieser im Aufklärungsgespräch nicht erwähnt worden ist. Dieser naheliegenden Gefahr kann nur dadurch begegnet werden, daß im Formular alle Punkte des Aufklärungsgesprächs nachgetragen werden.

Merkblätter – selbstverständlich auf die konkrete Situation abgestellt – können dem Arzt das Aufklärungsgespräch erleichtern, sie können es aber nicht ersetzen: es genügt nicht, dem Patienten ein oder gar mehrere Merkblätter zum Durchlesen vorzulegen, das Aufklärungsgespräch zwischen Arzt und Patient muß zwingend hinzutreten, auch um dem Patienten die Möglichkeit zu einer Rückfrage zu geben. Merkblätter haben außerdem den großen Nachteil, daß sie objektiv auf einen speziellen Eingriff abgestellt sind, nicht jedoch auf die individuelle Situation des einzelnen Patienten, auch und insbesondere nicht auf dessen Aufnahmefähigkeit und dessen psychische Belastbarkeit zum Zeitpunkt unmittelbar vor einem geplanten Eingriff.

Der BGH mißt Formular-Erklärungen über Durchführung und Inhalt der ärztlichen Aufklärung nur eingeschränkte, geringe Rechtswirkungen zu (BGH NJW 1985, 1399): sie haben nur Indizwirkung, daß überhaupt ein Aufklärungsgespräch über die Operation und deren mögliche Folgen geführt worden ist, nicht aber »daß der Patient sie auch gelesen und verstanden hat, geschweige denn, daß der Inhalt mit ihm erörtert worden ist« (so auch BGH NJW 1990, 771).

Wären die Rechtswirkungen einer solchen Erklärung weitergehend, dann könnte die Wirksamkeit der Erklärung wegen § 11 Nr. 15 b AGBG (Gesetz zur Regelung des Rechts der Allgemeinen Geschäftsbedingungen) zweifelhaft sein (GEORGIOS GOUNALAKIS, Formularmäßige ärztliche Aufklärung im Lichte des AGB-Gesetzes, NJW 1990, 752). Auch dies bestätigt, daß der Arzt sich auf Formulare und deren Unterzeichnung durch den Patienten nicht verlassen sollte.

Vgl. allgemein zur Problematik von Formularen und Merkblättern bei Abschnitt Nr. 4.4., Seite 56.

Auffangtatbestand Aufklärungspflicht

Von den ganz seltenen Fällen, in denen der Arzt zwar kunstgerecht, aber ohne Einwilligung des Patienten beim Eingriff vorgeht, hat die Verletzung der Aufklärungspflicht weitgehend die Funktion eines A u f f a n g t a t b e s t a n d e s für den nicht bewiesenen und nicht beweisbaren Vorwurf eines ärztlichen Kunstfehlers.

Man mag – und wird – dies beklagen, wenn man die umfangreiche Judikatur der letzten 30–40 Jahre zu dem Thema durchsieht; dies ist aber die Realität, die jeder Arzt sich vor Augen halten muß.

Die Gerichte übersehen die Möglichkeiten eines M i ß b r a u c h s keineswegs; so heißt es in dem BGH-Urteil NJW 1978, 588: Der Vorwurf versäumter Aufklärung werde von Patienten gegenüber Ärzten oft mißbräuchlich dann erhoben, »wenn er (erg.: der Patient) nach einem Mißerfolg den Nachweis eines ärztlichen Behandlungsfehlers nicht hat führen können.«

Kasuistik

Es sollen einige weitere prägnante Beispiele aus der Rechtsprechung zitiert werden.

BGH NJW 1990, 2929: Wenn der Patient auch nur im großen und ganzen über einen Eingriff, seinen Verlauf, seine Risiken und die Mißerfolgsquote unterrichtet werden muß, so gehört dazu die Erwähnung des Risikos, daß es postoperativ wegen Diabetes zu schwerwiegenden, wenn auch im allgemeinen beherrschbaren Wundheilstörungen kommen kann.

BGH NJW 1991, 1543: Es ist ein Behandlungsfehler, wenn eine Klinik nicht das Praparat »PPSB Hepatitis sicher« zur Verfügung hat und es auch nicht bis zur Operation beschaffen kann. Ist mit der Verabreichung des Präparats »PPSB« (Prothrombin b Komplex) ein 50%iges Risiko einer Hepatitis-Infektion und das Risiko einer chronischen Hepatitis von 20% verbunden, so muß der Patient über diese Risiken aufgeklärt werden. Mangels einer solchen Aufklärung würde die Einwilligung des Patienten in eine Operation unter Medikation mit dem PPSB-Präparat unwirksam sein.

OLG Celle NJW 1985, 685: Es kann von einem Arzt nicht verlangt werden, daß er von sich aus, d. h. ohne Nachfrage des Patienten, diesen über spezielle medizinische Fragen, hier: über die Vor- und Nachteile des zu verwendenden Nahtmaterials unterrichtet, wenn von der Überlegenheit eines bestimmten Nahtmaterials nicht ausgegangen werden kann, vielmehr das zu verwendende Nahtmaterial in den maßgebenden neueren chirurgischen Lehrbüchern empfohlen wird.

BGH NJW 1991, 2344: Auch noch im Jahre 1980 war vor der Operation einer Aortenisthmusstenose über das Risiko einer Querschnittslähmung aufzuklären (auch wenn sich das Risiko früher häufiger verwirklicht hat).

BGH NJW 1991, 2346: Bei einer Bandscheiben-Operation muß der Patient über das Risiko einer organisch bedingten Kaudalähmung aufgeklärt werden, nicht jedoch über das seltene Risiko einer psychogenen Lähmung beider Beine. Tritt letztere als Operationsfolge auf und hat der Arzt, soweit er dazu verpflichtet war (Kaudallähmung), nicht oder nicht vollständig aufgeklärt, so haftet er wegen dieses Versäumnisses in weiterem Umfang, also auch für die seltene Operationsfolge einer psychogenen Lähmung beider Beine (obwohl insoweit eine Aufklärung nicht nötig war). Die Ausweitung der Haftung des Arztes beruht darauf, daß wegen Fehlens einer ausreichenden und wirksamen Einwilligung der

Eingriff insgesamt rechtswidrig war und deshalb der Arzt in vollem Umfang haftet, auch für ein schicksalhaftes Mißlingen des Eingriffs, vgl. unter Nr. 3.2. (Seiten 28 und 29).

BGH NJW 1992, 1558: Vor einer Hysterektomie (Uterusexstirpation) muß die Patientin nicht über die Gefahr der postoperativen Entstehung von Depressionen aufgeklärt werden.

OLG München MedR 1991, 34: Die Perforation der Gebärmutter bei Einlegen einer Spirale ist ein typisches Risiko, über das der Arzt die Patientin aufklären muß.

BGH NJW 1991, 2342: Es genügt nicht, daß im Hinblick auf eine Operation zur Entfernung einer Analfistel lediglich darüber aufgeklärt wird, daß zur Entfernung der Fistel eine Durchtrennung des Schließmuskels erforderlich ist und daß Rezidive auftreten können; bei der Aufklärung ist vielmehr auch der Hinweis erforderlich, daß es bei 3–20% der Operationen zu einer Inkontinenz stärkeren Ausmaßes kommen kann.

AG Leonberg MedR 1991, 42: Läßt ein Patient Hühneraugen von einem Fußpfleger entfernen, weiß er jedoch, daß er diesen Eingriff auch von einem Arzt vornehmen lassen kann, so willigt er in die Entfernung eines Hühnerauges durch einen Fußpfleger auch ohne weitere Aufklärung ein.

4.4. Die Beweissituation im Prozeß

Grundsätzlich trifft den Arzt im Prozeß die (Behauptungs- und) Beweislast dafür, daß der Patient vor dem Eingriff ausreichend und rechtzeitig (BGH NJW 1992, 2354) aufgeklärt wurde und daß die Einwilligung des Patienten zum Eingriff wirksam war.

An diesen Beweis darf der Richter jedoch keine unbilligen und übertriebenen Anforderungen stellen – so das BGH-Urteil NJW 1985, 1399. Ist »einiger Beweis« für ein gewissenhaftes Aufklärungsgespräch erbracht, sollte dem Arzt im Zweifel geglaubt werden, daß die Aufklärung in der gebotenen Weise geschehen ist. Gegebenenfalls käme zu Beweiszwecken eine Vernehmung des Arztes als Partei von Amts wegen in Betracht.

In jedem Falle bedarf es einer verständnisvollen und sorgfältigen Abwägung der tatsächlichen Umstände, auch unter Berücksichtigung der Aufzeichnungen im Krankenblatt, die sicher nützlich und dringend zu empfehlen sind. Ihr Fehlen dürfe aber nicht dazu führen, daß der Arzt regelmäßig beweisfällig für die behauptete Aufklärung bleibe. Ein Rückzug des Arztes auf Formulare und Merkblätter, die er vom Patienten hat unterschreiben lassen, kann andererseits nicht ausreichen und könnte zudem zu Wesen und Sinn der Patientenaufklärung geradezu in Widerspruch geraten (BGH NJW 1985, 1399).

Gelingt dem Arzt im Prozeß der Nachweis ausreichender Aufklärung und wirksam erteilter Eingriffseinwilligung nicht, so muß er versuchen, darzutun und nachzuweisen, daß der Patient auch bei ausreichender Information in die Therapie eingewilligt hätte. Dabei genügt es aber nicht, daß der Arzt darauf verweist, ein vernünftiger Patient hätte sicher eingewilligt (vgl. Nr. 3.5., Seite 31).

Allerdings müßte der Patient, wenn die Ablehnung des Eingriffs medizinisch unvernünftig gewesen wäre oder bei Nichtbehandlung gar gleichartige Risiken mit höherer Komplikationsdichte bestanden hätten, plausible Gründe dafür darlegen, daß er bei erfolgter Aufklärung in einen Entscheidungskonflikt geraten wäre (ERICH STEFFEN, Neue Entwicklungslinien der BGH-Rechtsprechung zum Arzthaftungsrecht, 3. Aufl., 1969, S. 99).

Es ist aber auch noch einer der beiden Leitsätze des BGH-Urteils NJW 1980, 1333 zu beachten: »Steht fest, daß der Arzt dem Patienten Aufklärung über das Risiko eines Eingriffs schuldete, dann kann die Ursächlichkeit der versäumten Aufklärung für den Einwilligungsentschluß des Patienten nicht mit der Begründung verneint werden, ein verständiger Patient würde gleichwohl eingewilligt haben oder die weitaus meisten Patienten pflegten auch nach Aufklärung in diesen Eingriff einzuwilligen.«

Zur hypothetischen Einwilligung des Patienten liegt aus jüngster Zeit eine detaillierte Rechtsprechung vor, die wie folgt zusammengefaßt werden kann:

BGH NJW 1991, 2342: Der Einwand des Arztes, der Patient würde bei ordnungsgemäßer Aufklärung über die Risiken des Eingriffs seine Einwilligung erteilt haben, ist grundsätzlich beachtlich (BGH NJW 1980, 1333; BGHZ 90, 103, 111); der Nachweis obliegt allerdings nicht dem Patienten, sondern dem Arzt bzw. dem Krankenhausträger, wobei an diesen Nachweis strenge Anforderungen zu stellen sind. Gedankliche Voraussetzung der sog. hypothetischen Einwilligung ist die Hypothese einer ordnungsgemäßen, demnach auch vollständigen Aufklärung.

BGH NJW 1991, 2344: Im Falle einer hypothetischen Einwilligung darf das Gericht von dem Patienten keine genauen Angaben darüber verlangen, wie er sich bei ordnungsgemäßer und vollständiger Aufklärung wirklich verhalten hätte; der Patient muß lediglich einsichtig machen, daß ihn die vollständige Aufklärung über das Für und Wider des ärztlichen Eingriffs ernsthaft vor die Frage gestellt hätte, ob er zustimmen solle oder nicht.

BGH NJW 1990, 1540: Wenn der Patient behauptet, er hätte im Falle ordnungsgemäßer Aufklärung die gebotene Behandlung (im Falle dieser Entscheidung: Nachbestrahlung) abgelehnt, muß er substantiiert einen für ihn vorhandenen echten Entscheidungskonflikt darlegen, der seine Haltung plausibel erscheinen läßt; der Ablehnung fehlt jedoch die innere Kongruenz, wenn sie zuvor gezeigtem Sicherheitsstreben diametral entgegensteht.

BGH NJW 1990, 2928: Ob der Patient für den Fall der vollständigen und richtigen Aufklärung plausibel darlegen kann, daß er wegen seiner Einwilligung in den ärztlichen Eingriff in einen Entscheidungskonflikt geraten wäre, läßt sich in der Regel nur nach seiner persönlichen Anhörung beurteilen.

Der Arzt kann den Gegenbeweis erbringen, daß sich der Patient auch bei ordnungsgemäßer Aufklärung zur Operation entschlossen hätte (BGH NJW 1980, 1333). Alsdann müßte der Patient plausibel darlegen, weshalb er aus seiner Sicht bei Kenntnis der aufklärungspflichtigen Umstände vor einem Entscheidungskonflikt gestanden hätte, ob er die ihm von dem Arzt empfohlene Behandlung gleichwohl ablehnen wolle (BGHZ 90, 103).

Gelingt dem Patienten eine plausible Darlegung in dem aufgezeigten Sinne nicht, dann muß rechtlich von einem M i ß b r a u c h des Einwandes der mangelhaften Aufklärung ausgegangen werden.

Zu einem konkreten Fall eines solchen Mißbrauchs äußert sich das Urteil des OLG Köln NJW 1990, 2940:

Wird ein Patient vor einer Operation nicht ausreichend aufgeklärt, hätte der Patient nach einer Aufklärung zwar dem Eingriff zugestimmt, diesen jedoch – nach seiner Behauptung – in einer anderen Klinik durchführen lassen, so kommt es für die Haftung des betroffenen Arztes darauf an, ob echte schutzwürdige Interessen des Patienten einen Entscheidungskonflikt plausibel erscheinen lassen. Davon kann nicht gesprochen werden, wenn zwischen den beiden in Frage kommenden Kliniken kein Rangunterschied besteht und der Patient keinen Arzt der anderen Klinik namentlich nennen kann, dem er sich gerade wegen dessen wissenschaftlichen oder operationstechnischen Rufs anvertraut hätte.

Wendet der Patient ein, er hätte im Falle der gebotenen Aufklärung eine »Denkpause« in Anspruch genommen, so ist dies nicht plausibel, solange der Patient nicht darlegt, eine zeitlich verschobene Operation hätte ein für ihn günstigeres Ergebnis gebracht.

4.5. Verjährung von Schadensersatzansprüchen gegen den Arzt

In Frage kommen solche Ansprüche aus Arztvertrag/Behandlungsvertrag (= vertragliche Ansprüche) sowie Ansprüche aus unerlaubter Handlung (= deliktische Ansprüche), wobei es durchaus möglich ist, daß ein und derselbe Anspruch auf die beiden genannten Rechtsgrundlagen gestützt werden kann.

Vertragliche Ansprüche

Für diese gilt grundsätzlich die übliche Verjährungsfrist von 30 Jahren nach § 195 BGB. In diesem Zusammenhang kommt es aus praktischen Erwägungen auf den Beginn des Verjährungs-Zeitraums nicht wesentlich an.

V e r w i r k u n g des Anspruchs kann bereits früher eintreten: hier gilt nicht eine gesetzlich exakt bestimmte Frist, es kommt vielmehr auf die besonderen Umstände des Einzelfalles an.

Deliktische Ansprüche

Die Verjährung von deliktischen Ansprüchen (oder: Ansprüchen aus unerlaubter Handlung) ist in § 852 BGB geregelt: sie verjähren in 3 Jahren von dem Zeitpunkt an, zu dem der Verletzte (Patient) von dem Schaden (hier: Gesundheitsschaden) und von der Person des Ersatzpflichtigen Kenntnis erlangt, spätestens aber in 30 Jahren seit dem schädigenden Ereignis. Man muß jedoch beachten, daß diese Verjährungsfrist nicht – wie dies bei einer Reihe anderer bekannter Verjährungsfristen der Fall ist – mit Ablauf eines Kalenderjahres, sondern auf den Tag genau 3 Jahre nach Eintritt der Kenntnis von Schaden und Person abläuft.

Die Frage, wann die rechtlich relevante und ausreichende Kenntis beim Patienten gegeben war und wann demnach die Verjährungsfrist zu laufen begonnen hat, wird oft streitig sein.

Dazu wird verwiesen auf das BGH-Urteil NJW 1991, 2350: Auf seiten des geschädigten Patienten kommt es nur auf die Kenntnis des tatsächlichen Verlaufs, nicht auf dessen exakte medizinische oder rechtliche Einordnung an. Dazu gehört das Wissen, daß sich in dem Mißlingen der ärztlichen Tätigkeit das Behandlungs- und nicht das Krankheitsrisiko verwirklicht hat, also die Erkenntnis des Patienten als medizinischer Laie, daß der aufgetretene Schaden auf einem fehlerhaften Verhalten auf der Behandlungsseite beruht.

Früher hat sich der BGH dazu bereits in seinem Urteil NJW 1984, 661 geäußert: Der mögliche Schädiger, auch wenn es sich bei ihm um einen Arzt handelt, der bis dahin in einem besonderen Vertrauensverhältnis zu dem Patienten gestanden hat, handelt nicht treuwidrig, wenn er, ohne die Tatsachen zu verschweigen oder zu verdrehen, ein schuldhaftes Fehlverhalten leugnet.

5. Diagnose- und therapeutische Aufklärung

Vgl. zunächst die Ausführungen zu Nr. 4.2. »Anwendung von Arzneimitteln« (Seite 40).

Ein Verstoß gegen die in diesem Zusammenhang begründeten Aufklärungspflichten, d. h. die Unterlassung einer hier gebotenen

Aufklärung stellt sich rechtlich als Verletzung des Arztvertrages (Behandlungsvertrages) dar, mit beweisrechtlichen und in der Folge davon auch mit prozessualen Nachteilen, die das BGH-Urteil BGHZ 107, 222 im Zusammenhang mit einer ärztlichen Behandlung, nicht einer Operation wie folgt beschreibt:

Es ist ein schwerer ärztlicher Behandlungsfehler, wenn der Patient über einen bedrohlichen Befund, der Anlaß zu umgehenden und umfassenden ärztlichen Maßnahmen gibt (hier: Retikulumzellsarkom), nicht informiert und ihm die erforderliche ärztliche Behandlung versagt wird. Die therapeutische Aufklärung naher Angehöriger des Patienten, soweit sie überhaupt ohne Einwilligung des Patienten zulässig ist, kann in aller Regel nicht das direkte Gespräch zwischen Arzt und Patient ersetzen.

Die K o n s e q u e n z der Feststellung dieses Behandlungsfehlers ist: der Patient ist vom Nachweis der Kausalität zwischen dem Behandlungsfehler (der geschilderten Unterlassung) und den nachteiligen gesundheitlichen Folgen entlastet. In Rede stand, ob eine rechtzeitige Information durch den Arzt und die Durchführung der gebotenen Untersuchungen und Kontrollen zu einem anderen, für den Patienten günstigeren Krankheitsverlauf geführt hätte.

Diese Hinweise zu den prozessualen Konsequenzen einer Verletzung der Aufklärungspflicht sollen hier genügen. Eines bleibt jedenfalls festzuhalten: die prozessuale und in der Folge davon auch die materiell-rechtliche Situation des Arztes im Arzthaftungsprozeß verschlechtert sich dadurch erheblich.

Dazu 2 Beispiele:

Zur Diagnose- und Therapeutischen Aufklärung äußert sich das Urteil des OLG Oldenburg MedR 1990, 348 wie folgt: Bleibt nach dem ergebnislosen Verlauf nicht invasiver Untersuchungsmethoden die schwerwiegende klinische Verdachtsdiagnose einer Beeinträchtigung der Gehirngefäße bestehen, ist eine diagnostische Klärung durch eine Katheterangiographie (Arteriographie) medizinisch indiziert. Nach einer komplikationslos verlaufenen Katheterangiographie besteht keine Pflicht, aus medizinischen Gründen prophylaktische Maßnahmen zur Verhinderung von Thrombosen aufzugreifen. Das gilt jedenfalls so lange, wie der Puls seitengleich tastbar ist. Ist der Patient über das Risiko eines Schlaganfalls aufgeklärt worden, bedarf es keiner weiteren Hinweise auf thromboembolische Risiken außerhalb des zentralen Nervensystems.

Zur Therapeutischen Aufklärung vgl. das BGH-Urteil NJW 1991, 748: Hat der Patient eine vorgesehene Nachuntersuchung nicht abgewartet und das Krankenhaus verlassen, ohne über die Folgen seiner Handlungsweise belehrt worden zu sein, ist der Arzt verpflichtet, den Patienten erneut einzubestellen und ihn über das Erfordernis und die Dringlichkeit gebotener Therapiemaßnahmen aufzuklären.

6. Verfassungsrechtliche Beurteilung

Ein Teil der hier erörterten Rechtsfragen, jedenfalls die grundlegenden Rechtsgesichtspunkte wurden durch das Bundesverfassungsgericht überprüft und im Beschluß vom 25. 7. 1979, BVerfGE 52, 131 entschieden. Das Bundesverfassungsgericht hat die Rechtsprechung der Instanzgerichte, insbesondere die des BGH gebilligt.

In einer interessanten abweichenden Meinung dreier Richter des Bundesverfassungsgerichts (aaO. S. 171 ff.) wird im Zusammenhang von ärztlicher Aufklärungspflicht und Notwendigkeit einer Eingriffseinwilligung die Rechtsstellung des Patienten rechtlich noch stärker betont. Dem Patienten stehen die einschlägigen Grundrechte des Art. 1 Abs. 1 GG (Menschenwürde), des Art. 2 Abs. 1 GG (Handlungsfreiheit) und des Art. 2 Abs. 2 Satz 1 (Recht auf Leben und körperliche Unversehrtheit, daraus abgeleitet: Recht auf Gesundheit) zur Seite.

Es bleibt abschließend festzuhalten, daß die in diesem Beitrag zitierte Rechtsprechung des BGH und der Oberlandesgerichte verfassungsrechtlich nicht zu beanstanden ist.

Abkürzungsverzeichnis

AG	Amtsgericht (dazu Ort des Gerichtssitzes)
BGB	Bürgerliches Gesetzbuch
BGH	Bundesgerichtshof (in Karlsruhe)
BGHSt	Entscheidungen des Bundesgerichtshofs in Strafsachen (Band, Seite)
BGHZ	Entscheidungen des Bundesgerichtshofs in Zivilsachen (Band, Seite)
BVerfG	Bundesverfassungsgericht (in Karlsruhe)
BVerfGE	Entscheidungen des Bundesgerichtshofs (Band, Seite)
GG	Grundgesetz für die Bundesrepublik Deutschland
LG	Landgericht (dazu Ort des Gerichtssitzes)
MDR	Monatsschrift für Deutsches Recht (Jahr, Seite)
MedR	Medizinrecht (Jahr, Seite)
NJW	Neue Juristische Wochenschrift (Jahr, Seite)
OLG	Oberlandesgericht (dazu Ort des Gerichtssitzes)
StGB	Strafgesetzbuch
VersR	Versicherungsrecht (ein Zeitschrifttitel, zitiert nach Jahr und Seite)

BGH NJW bedeutet: zitiert wird eine Entscheidung des Bundesgerichtshofs (Urteil, Beschluß), die in der Zeitschrift NJW an der angegebenen Stelle mit einem Leitsatz und mit dem wesentlichen Teil der Entscheidungsgründe veröffentlicht ist